生命樹

Health is the greatest gift, contentment the greatest wealth.
~Gautama Buddha

健康是最大的利益，知足是最好的財富。 ——佛陀

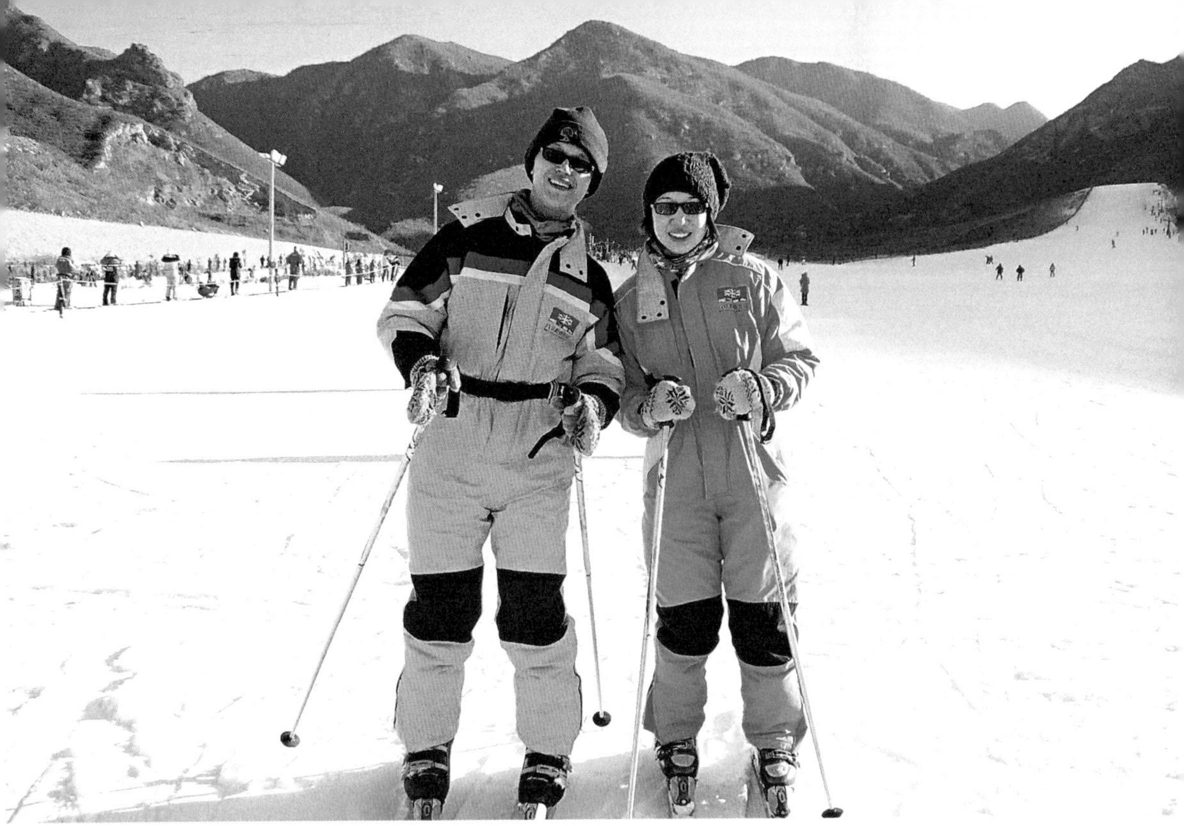

1 / 2009年元旦，這是超彥意外前，最後一張靠自己力量站著和述忱拍的合照。

2 / 五年前，一同到北京傳福音的教會姊妹，回台後手作貼滿照片的卡片給述忱，紀念那些年在北京追夢的點滴。

3 / 超彥、述忱結婚十週年之際拍攝輪椅婚紗照，紀念夫妻倆「打不死的愛情」。

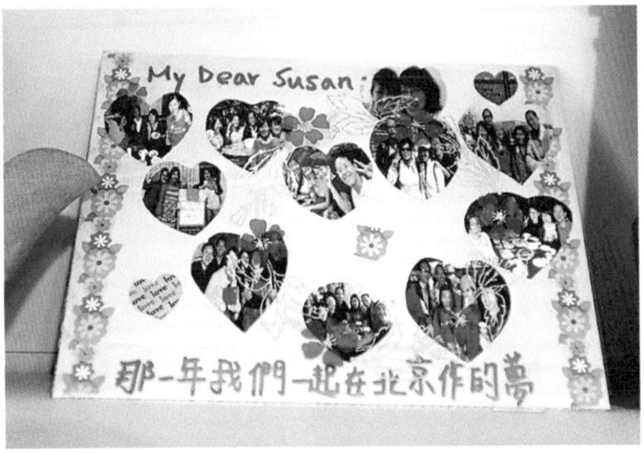

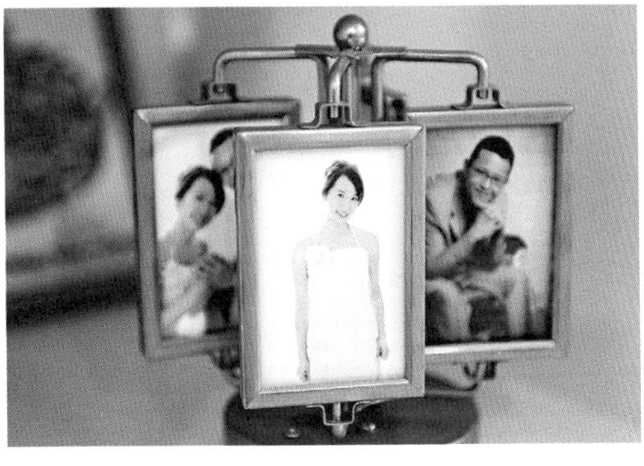

1
2
3

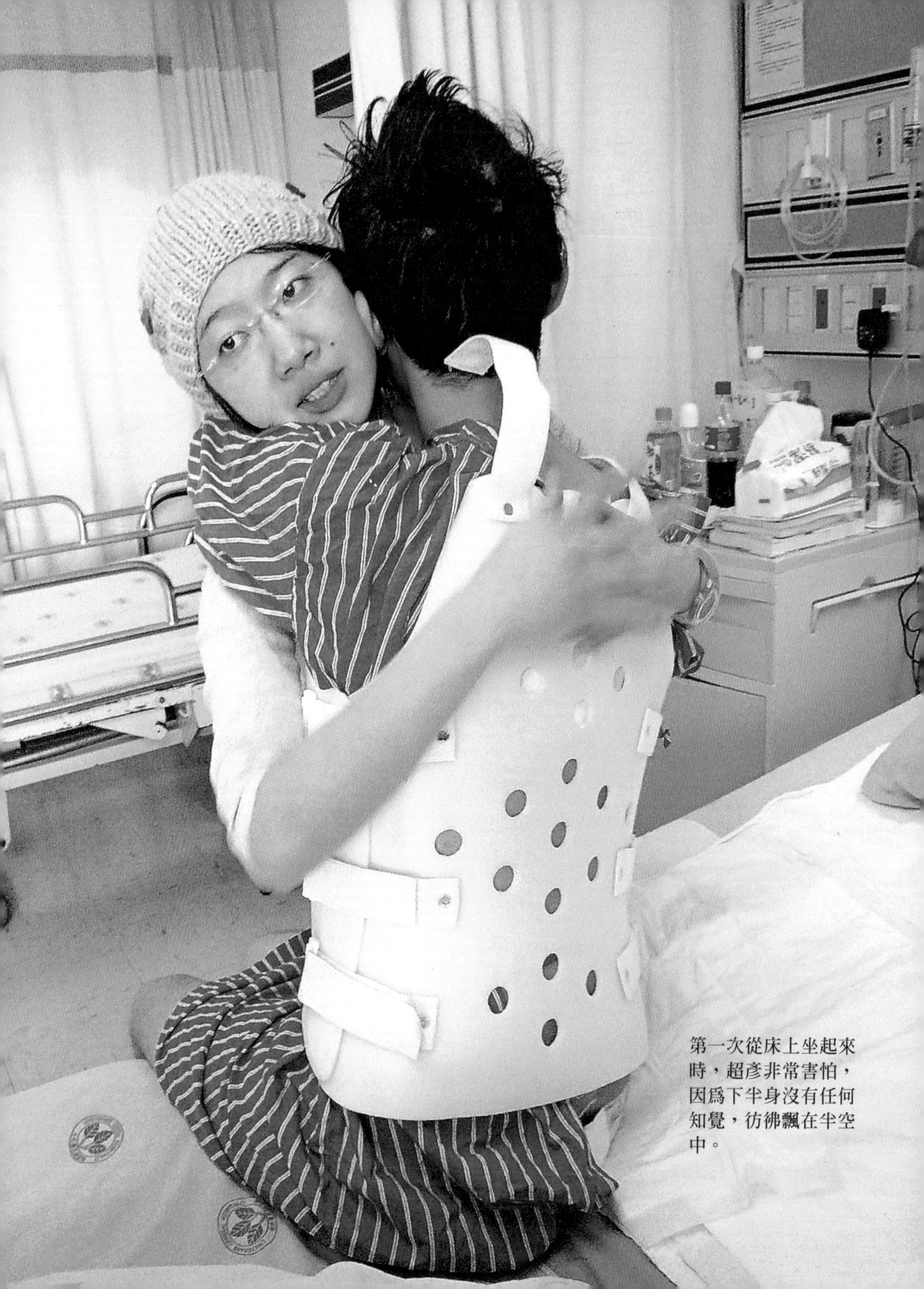

第一次從床上坐起來時，超彥非常害怕，因爲下半身沒有任何知覺，彷彿飄在半空中。

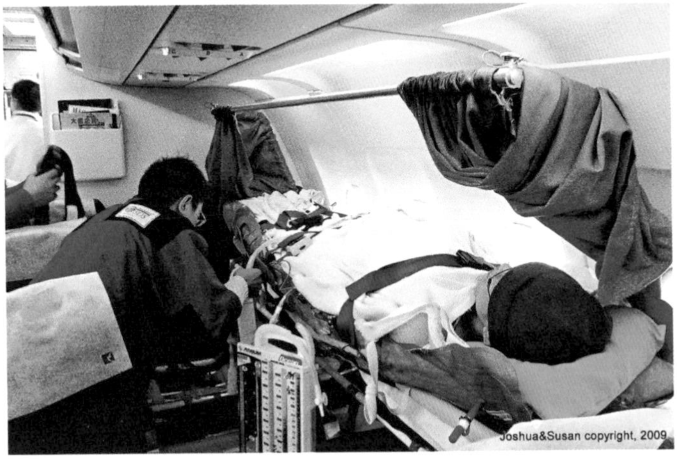

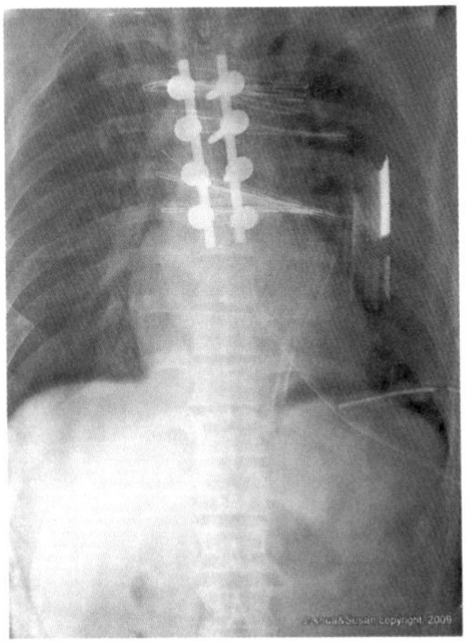

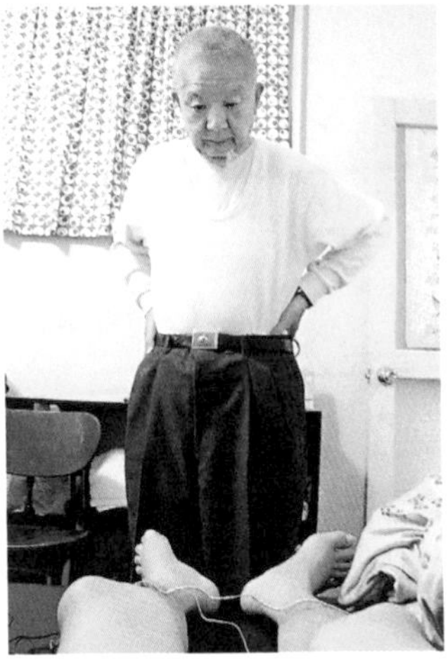

1 / 傷後16天，終於搭上醫療專機回台，但復健的挑戰才正要開始。

2 / 出事後第6天超彥進了手術室，醫院爲避免已斷裂的脊椎移位，打了8根釘子固定。

3 / 受傷前半年，爸爸每週幫超彥針灸2次，把20公分長的針插到他身上。這是他躺在床上拍自己的父親。

4 / 每天睡前，述忱總會需要幫忙超彥拉筋，伸展四肢、活動關節。

1 | 2
3
4

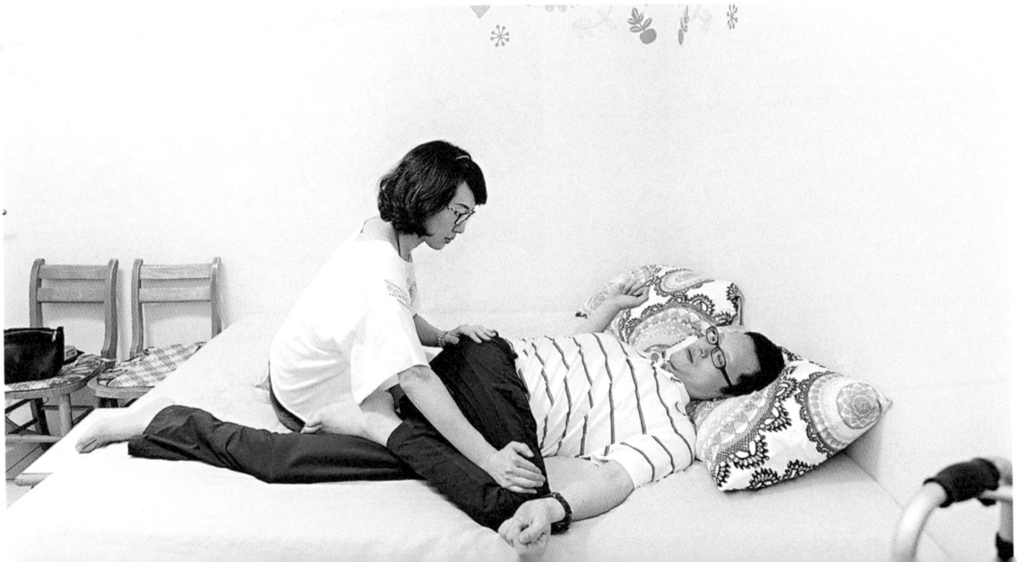

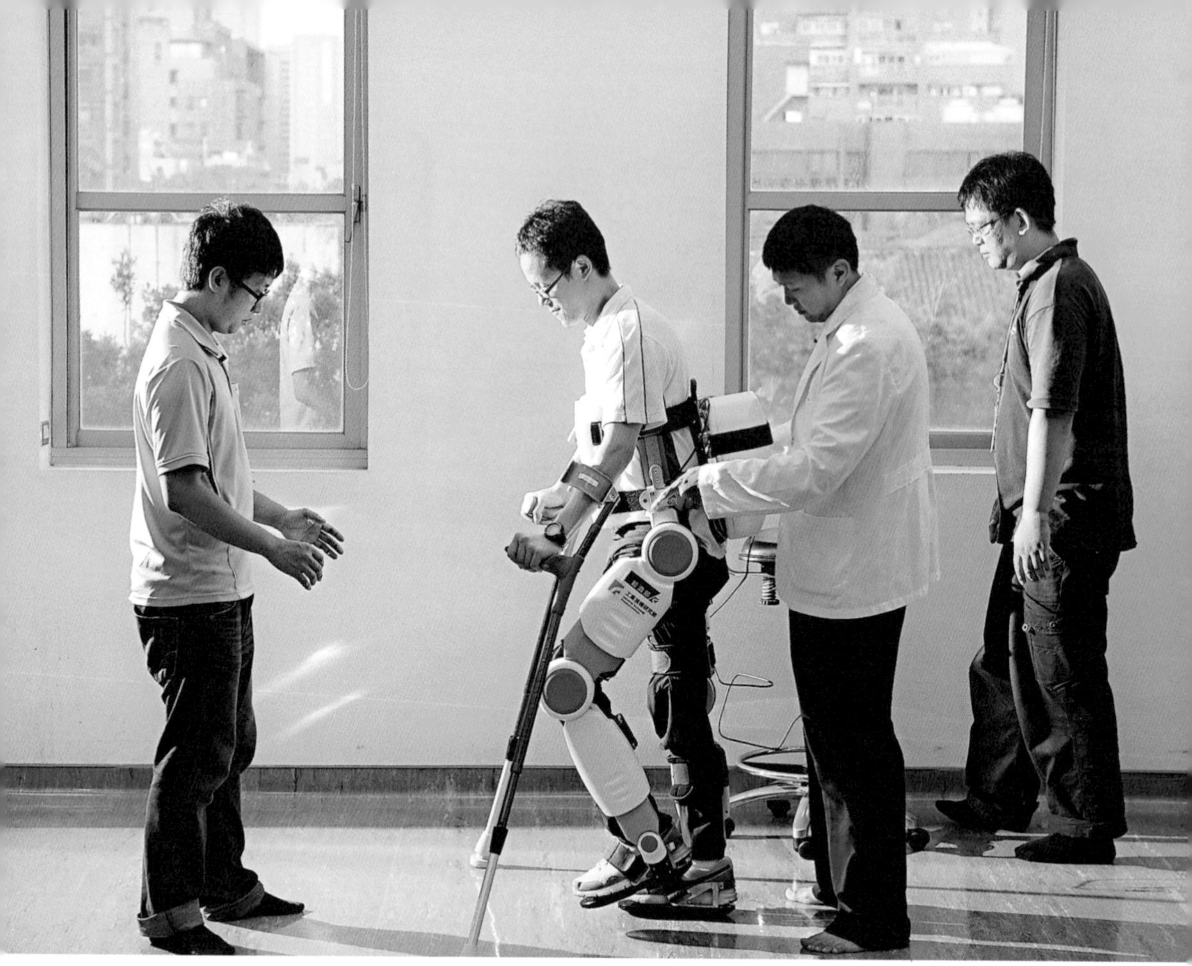

1 / 超彥現階段每週固定到台大醫院復健兩次，專業物理治療師和工研院團隊在旁協助，記錄他穿上機械腿的情形。

2 / 從開車門到下車，超彥得花3分鐘才能完成，但他認爲不必開口麻煩別人，行動反而更自由。

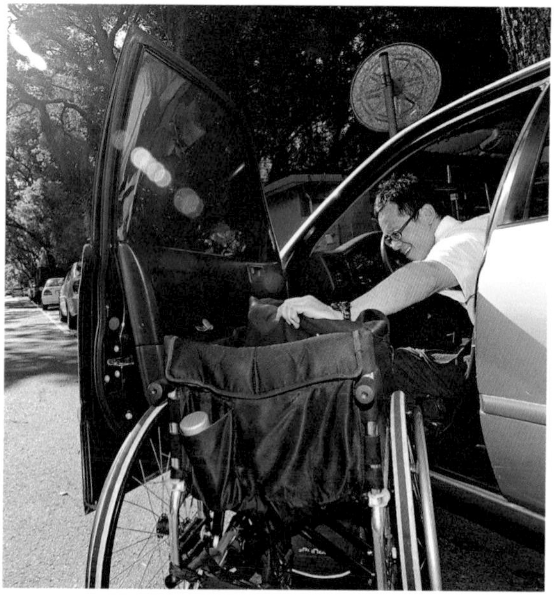

1
2

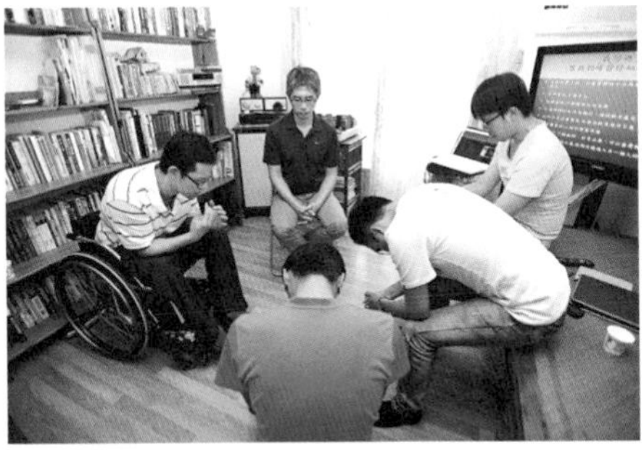

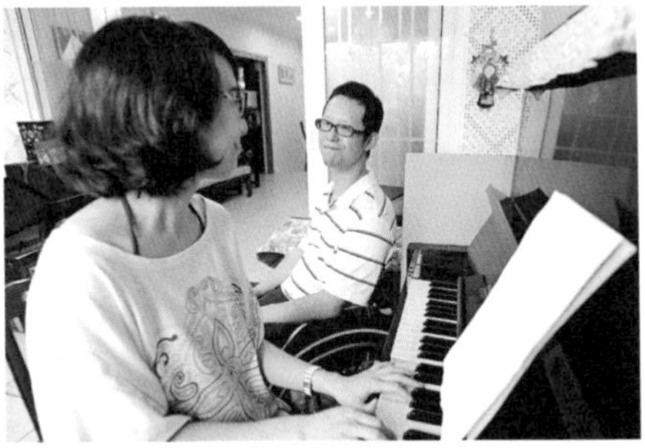

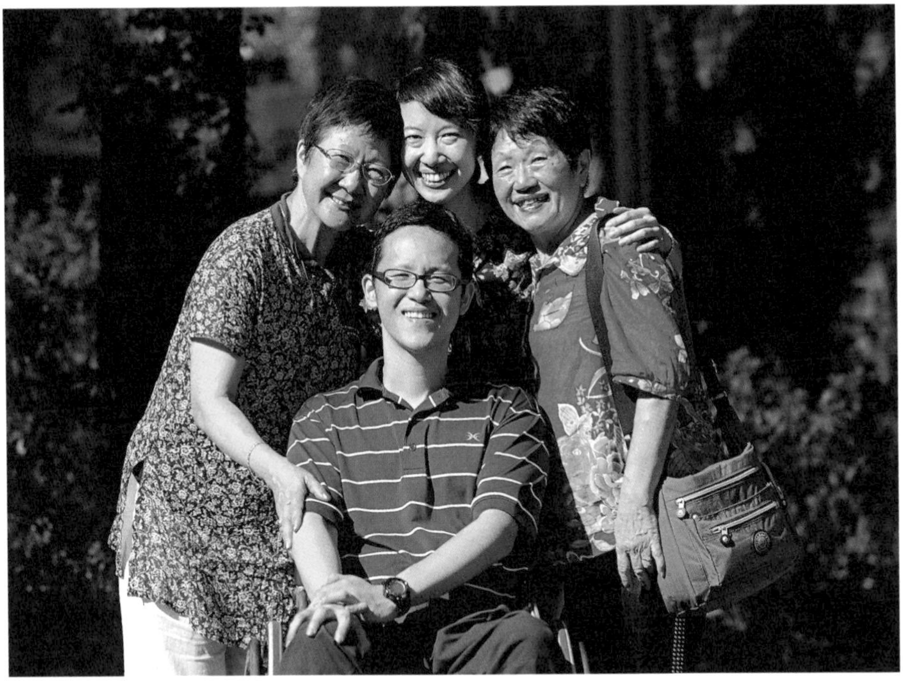

3／超彥週末時到牧師好友家參加小型聚會，彼此交流想法前，先和教會弟兄低頭禱告。

4／聽著述忱自彈自唱的自創曲，超彥期待有一天，太太能站上舞台唱歌鼓勵更多人。

5／超彥和述忱（後）、岳母（左）、媽媽（右）四人，在週日教會禮拜後開心合照。

3 | 4
5

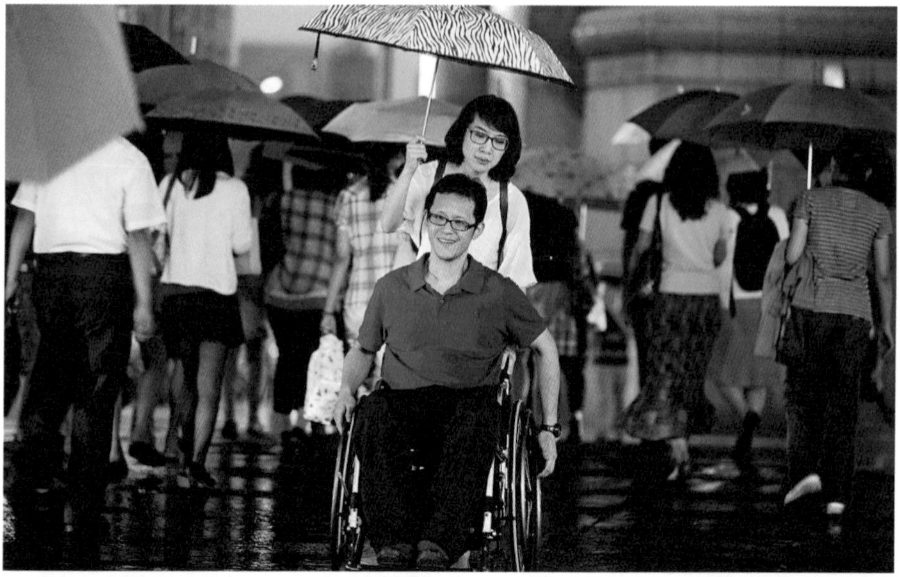

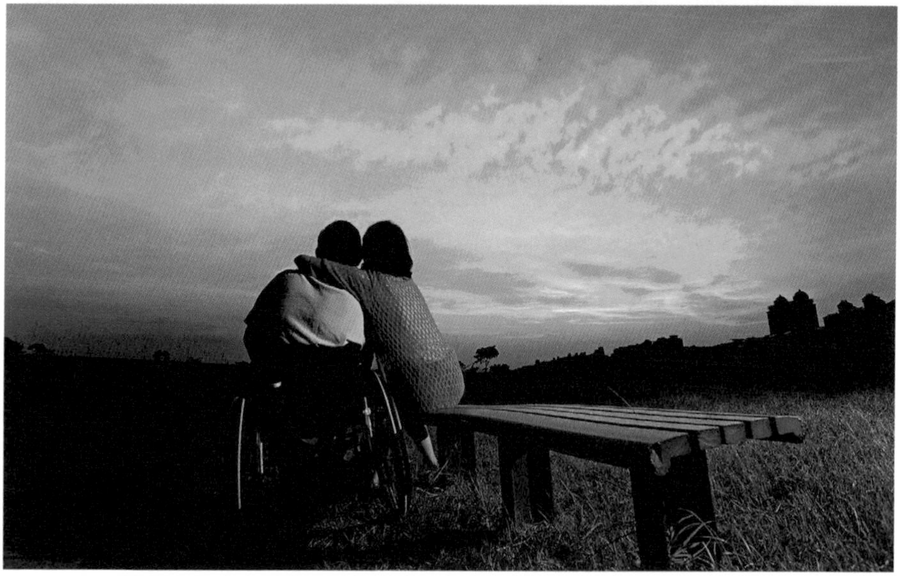

1 / 下班時間，太太撐傘、超彥自己推輪椅，準備開車回家。

2 / 颱風來臨前一天傍晚，夫妻倆難得在台北河濱公園和火燒雲般的夕陽一同入鏡，像是另一組外拍婚紗照。

1
2

3
4
5

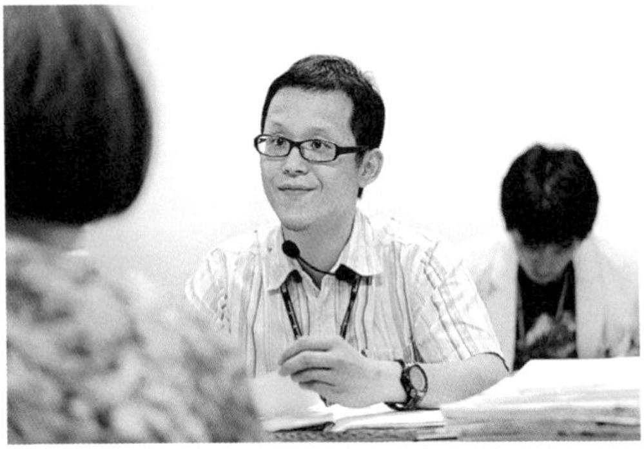

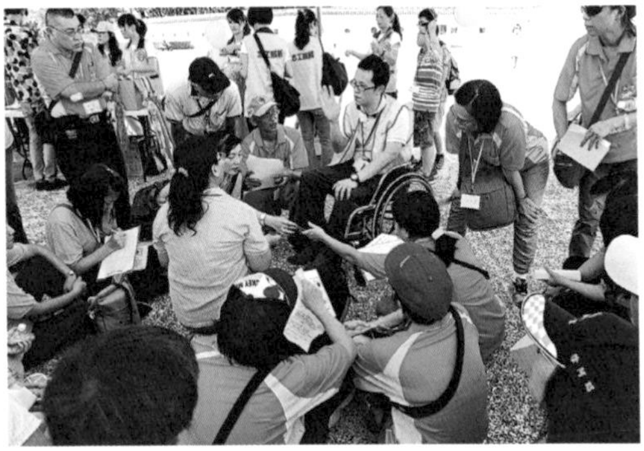

3／病後重返精神科醫師崗位，超彥現在一週要看兩個下午門診，患者也從剛開始的零，進展到15人。

4／2013年8月18日，脊髓損傷基金會第一次號召全台上百位傷友走出戶外的音樂會，超彥在現場指揮調度志工。

5／音樂會順利落幕，400萬募款預算也幾乎達標，這次活動成了超彥任基金會執行長一年半來的代表作。

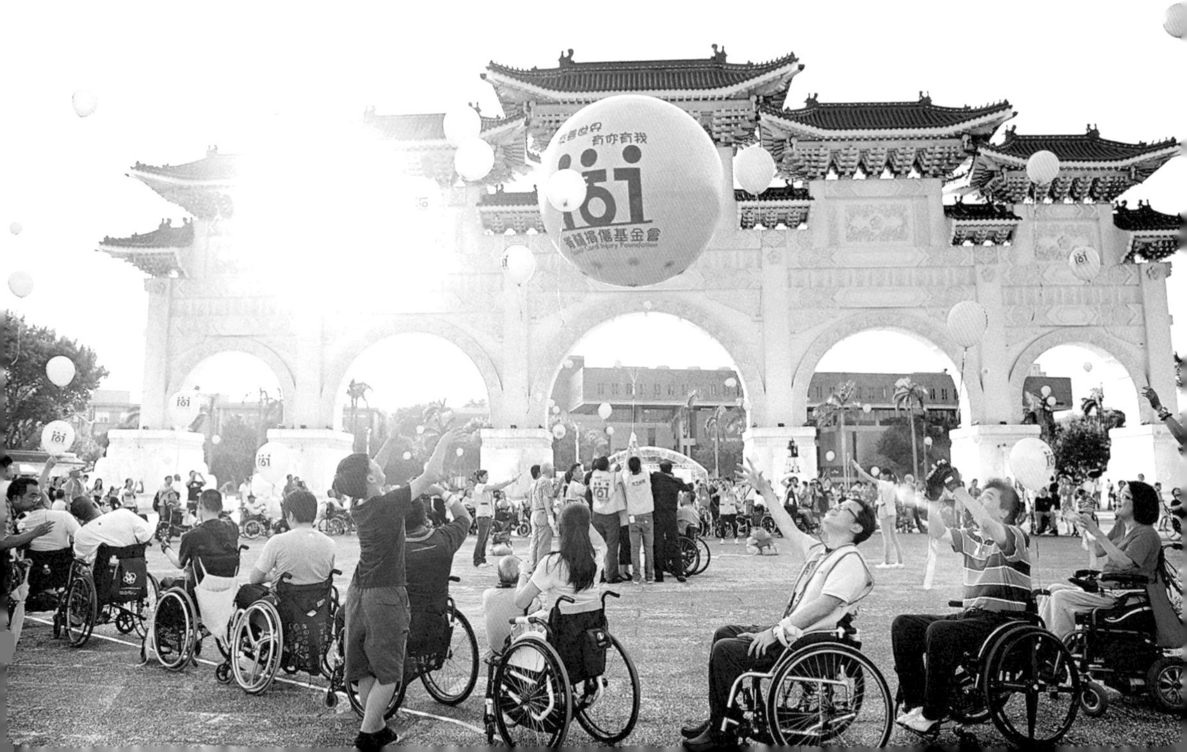

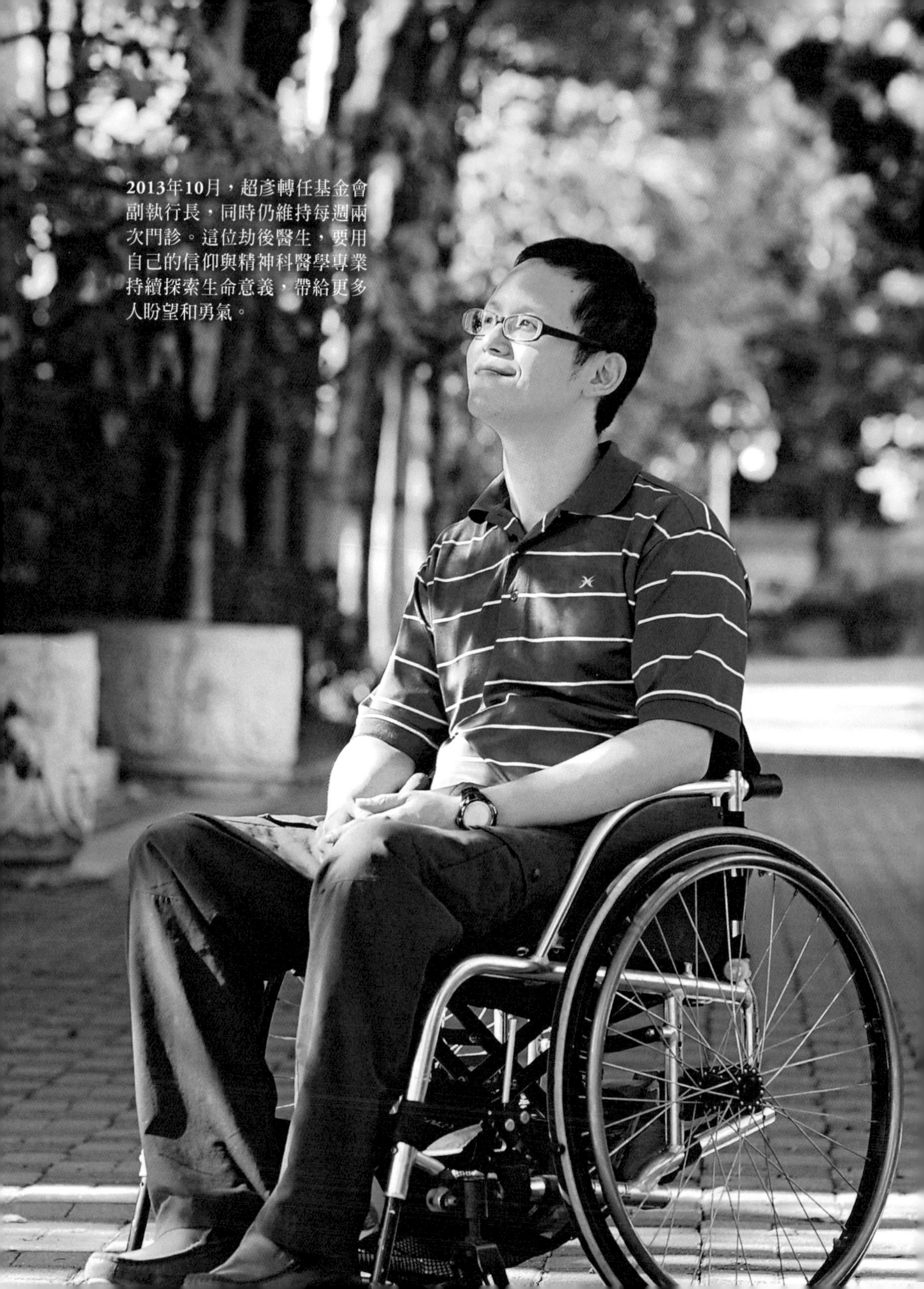

2013年10月，超彥轉任基金會副執行長，同時仍維持每週兩次門診。這位劫後醫生，要用自己的信仰與精神科醫學專業持續探索生命意義，帶給更多人盼望和勇氣。

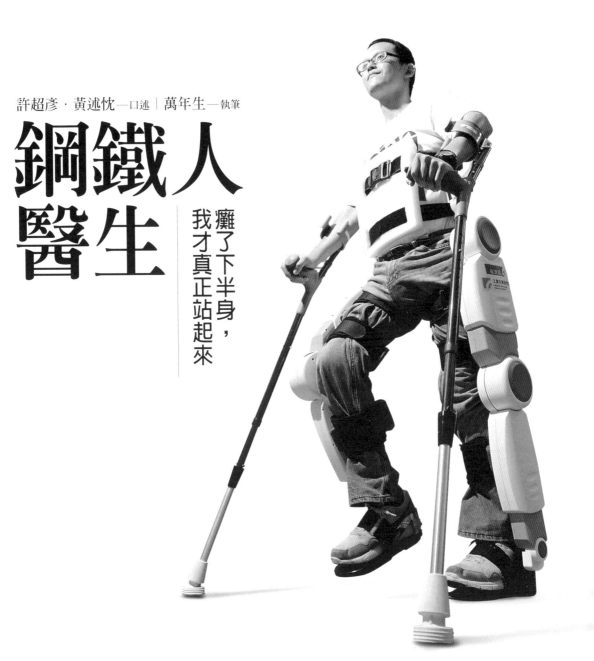

許超彥 · 黃述忱—口述｜萬年生—執筆

鋼鐵人醫生

癱了下半身，我才真正站起來

·推薦序·

我上了人生重要的一堂課

黃河明

人的一生總有成敗起伏，我過去碰到挫折時，會用「化悲憤爲力量」和「把絆腳石變爲墊腳石」等座右銘提醒自己克服逆境，也常在演講和教課時引用這些格言勉勵學生不能怕失敗，把困難和挫折當成一種磨練。但是，直到認識許超彥醫師後，我才領悟遇到嚴重肢體受傷後想再啓動生命活力，是多麼艱辛、多麼煎熬的過程。只有經過這麼大災難的人，才知道要實踐我所信奉的格言幾乎是不可能的挑戰，也只有極少數的人能突破極限，通過上天給人類最嚴苛的考驗。

本書主角許超彥醫師就是這樣的一位勇者，超彥跟我兒子的年齡接近，如果不是一場幾乎奪走他性命的意外，我還不確定是否有緣認識他。一年多前，我協助桃園脊髓損傷潛能發展中心在台北市成立脊髓損傷社會福利基金會，目的是要增加脊髓損傷朋友就業並引導他們融入社會，董事長林進興先生特別找來超彥擔任執行長，他是一位十分聰明而誠懇的精神科醫師，從他年輕稚氣的臉孔和表情看來，比較像在學的研究生。

原本他在台灣是執業的精神科醫師，因爲信仰基督的原因，去北京準備開業照顧需要的人，同時傳播福音，萬萬沒想到新年假期的一次滑雪意外完全改變了他的一生。如同許多我認識的脊髓損傷親友一樣，在治療和復健過程中歷經一段痛不欲生的辛苦，身心遭到巨大創傷。這本書讓我們身歷其境般地感受他的痛苦和無助，幸虧信仰的力量，以及偉大的太太黃述忱和家人協助，使他勇敢地走出黑暗，重回醫師崗位，而且決心要以自己的慘痛意外和後來的逆轉經驗作爲生命教育的教材，因此接受我們新成立的基金會執行長的職務。

基金會一開始爲了早點建立一個公益組織所需的知名度和信譽，在我的建議下承辦台北市勞工局的國際研討會，雖然探討身障就業是我們非常熟悉的議題，政府也同意由我們和母機構桃園潛能發展中心一起籌辦，但基金會一開始人才和資源都極爲缺乏，在籌辦的那幾個月，超彥和團隊都承受巨大壓力，基於一份使命感和執著，他終於化不可能爲可能，成功地舉辦國際會議，贏得國內外參加人士讚賞。基金會因此令外界刮目相看。超彥也開始受到媒體和外界的注意，連帶成爲脊髓損傷者最棒的代言人。

超彥以一種幾乎令人難以置信的毅力，投入基金會的工作，我有一段時間和他同一個辦公室、也一起開會。他坐著輪椅，盡可能自己推動，不依賴別人，常見他開會或工作太久，就需要用雙手把身體撐起來，讓身體舒服些，他每週都有固定復健的時間，使用機械帶動腳步的肌肉運動，以減緩肌肉萎縮。同時，跟很多脊髓損傷朋友一樣，他很容易受到細菌感染，因此有幾次不得不住院治療。在這麼艱難的身體狀況下他仍努力工作，若不是一股特別的精神力量支持，是不可能支撐下去的。

基金會有一項重要工作，是要說服企業多雇用脊髓傷友，我們爲了打動一些企業，常請他親自出馬，由於他的特殊背景和談吐，確實比較容易讓企業感動，因此短短一年內，促成了十多位傷友被雇用。

超彥自己能開車，他會自己推輪椅到停車場，用臂力撐起身子移動到駕駛座，吃力地將輪椅收到右前座，車子是爲身障者改裝的，全部用手操控，他已經操作得非常熟練。我們常坐他的車，原因是如果我們去載他，反而要抱他上下車，讓他覺得不便。於是一起出去時自然由他開車較自在。他開車，我們反而成了他的乘客，他的熱心接送令我們感動。

超彥一接任基金會執行長，馬上感受「巧婦難爲無米之炊」的困境，雖然基金會成立之初，有一群熱心人士合捐新台幣一千三百多萬作爲基金，但定存滋息很少，連維持辦公室的經常費都不夠，所以從成立第一天起就必須募款過日，我和另一位董事台大余松培教授，在董事會中提議基金會和台北愛樂交響樂團合作舉辦慈善音樂會募款，後來籌備音樂會的重責大任又落在超彥身上。

在超彥的領導下召集十次以上籌備會，親自到演出的兩廳院勘查無障礙設備，又要聯繫各脊髓損傷組織推薦傷友來參加，爲了將事情做到盡善盡美，他投入的心血旁人眞的難以盡知。等到籌備接近原定舉辦日期，颱風無情來襲，上天又出了一道難題給我們團隊，幸虧備援計畫早有腹案，我們延期一個月後交出一張接近滿分的成績單，當天許多貴賓、朋友對於節目的精采讚不絕口。

那天是八月十八日，中正紀念堂自由廣場聚集來自北部一百多位坐輪椅的傷友，前來參加「開創友善世界大會師」活動，圍繞他們的是陪伴的親友，以及一群熱心志工。超彥擔任志工的總指揮，訓練他們引導和接待傷友，大多數人以前沒機會進入國家音樂廳，這次活動宣告一個「友善的新世界」的開始，傷友跟一般民眾一樣也能欣賞優美的音樂演出。

這次活動獲得台北市社會局、台北愛樂交響樂團、中正文化中心以及許多企業和團體熱心贊助支持，空前成功。這是首次有上百位坐輪椅的脊髓損傷朋友在家人或朋友陪同下，進入國家音樂廳聆聽台北愛樂交響樂團賣力演出的音樂會，雖然能容納輪椅的座位有限，只有六、七位傷友與一般觀眾進入演奏的表演廳，但是國家音樂廳特別爲脊髓傷友啓動圓夢計畫，在大廳接待百位傷友和親友，以大銀幕高質影音現場直播，加上詳細的導聆，讓傷友也有機會參與欣賞這場溫馨的音樂會。

這次音樂會所倡議的社會創新理念，也隨著優美樂章傳播給參加者，台北愛樂交響樂團的高水準演出，更使現場觀眾掌聲歷久不停。

我和主辦活動的兩位主要協助者——台北市脊髓損傷社會福利基金會林進興董事長和余松培董事特別覺得高興和欣慰。晚上演奏結束後，我們和許多志工圍繞著超彥和一群脊髓損傷的朋友，興奮地爲這一場成功的音樂會互相道賀，並拍照留念。超彥和母親、太太以及岳父母在一起，顯得神采奕奕，十分開心，大家都認爲這項任務十分艱鉅，超彥能夠完成這件偉大的任務實在了不起。令人心疼的是沒多久後，他卻因爲長時間累積的疲勞，大病了一場。

這是一本十分特別的書，書中把許醫師克服萬難、扭轉逆境的故事寫出來，相信讀者可以從他的奮鬥過程體認到生命的意義，書中的句子，如：「苦難反而會增加生命的深度」、「我們應該珍惜自己已經擁有的，忘卻已經失去的」等都是艱苦奮鬥所換來、有血有淚的親身體驗，讀這本書，如同上了一堂重要的人生課程，特別推薦您來閱讀。

（本文作者爲悅智全球顧問公司創辦人暨董事長）

·推薦序·

患難中的歡喜

林進興

脊髓損傷後會帶來身體的癱瘓，我們稱之爲「身不由己」。明明是自己的身體，但自己卻一點主導權都沒有，有時候不但沒有主導權，還會找許多的麻煩，讓你受罪，讓你痛苦。如果只有這樣也就算了，它還不善罷干休，許多惱人的後遺症如影隨形的跟著你，而且是跟你一輩子，甩都甩不掉。大部分的傷友後來都能適應癱瘓的身體，但是對這些惱人的後遺症，卻怎麼樣也不能接受，這是傷友們最大的痛苦。

在許多後遺症中，「三便」及「二痛」的問題最是惱人。所謂「三便」，指的是大便、小便及行動不便。幾乎所有脊髓損傷者都有大、小便失禁的問題，這也是阻隔傷友們回歸社會最大的問題，我們眞的不知道何時會有大洪水（滲尿），何時會爆發土石流（拉肚子），大家都會擔心萬一發生了怎麼辦，尤其是發生在不該發生的地方，這會讓我們「遺臭萬年」，因爲擔心就會怯足，最後連門都不敢出。

另外一個「便」，是行動不便。根據統計，有九二%的傷友終生需要倚靠輪椅行動，有小部分人則需要藉著拐杖等輔具才能行動。輪椅使用者最怕碰到環境的障礙，那怕只是一個小台階，都會阻隔輪椅的前進，而在我們的環境中偏偏處處是障礙，這讓傷友們常常要慨嘆「行不得也」。

「二痛」指的是神經痛和心痛，雖然身體已經沒感覺，但神經痛痛起來卻是會要人命，這不但是藥石罔效，更讓群醫束手無策，眞不知道痛是從何而來，有些人會痛到吃不下飯、睡不著覺。本文中的超彥形容他身上的痛，是如同拔腳趾甲般的痛，大家可以想像一下這樣的痛是微痛還是劇痛，如果常常痛，那日子要如何過。很不幸的，超彥說：「這種磨人的神經痛，從意外第一個月後，就二十四小時跟著我。」

還有一痛，則是心裡的痛，這是每位傷友都會經歷的過程，傷後有人是鎮日傷心，鬱鬱寡歡，有人則是常發雷霆之怒，將身邊的親人都嚇跑了。因爲心裡的痛無法抒發，以致大部分傷友都有過想自殺的念頭，「你猜得沒錯，我想過死。很多次，閃過心頭」，這是超彥誠實的告白。

雖然超彥無法勝過癱瘓的身體，也無法超越那磨人的神經痛，但在患難的日子裡他不放棄希望，他總是認爲「就是在患難中，也是要歡歡喜喜的」，終而他再返回精神科醫師的位置，甚至當我邀請他擔下基金會執行長的重任時，他也毅然的答應。

超彥能夠在短時間內就適應傷後的生活，進而回復原來的步調，這其中有許多支持的力量，尤其是他的妻子，述忱。從夫妻間平常互動中可以看出，述忱對於超彥的照顧可說是無微不至，彼此之間的愛沒有因爲超彥受傷而減少，反而是有更多的體諒與感謝，這眞是一件不容易的事。

很高興《鋼鐵人醫生》這本書的出版，相信可以激勵許多朋友，同時更可以鼓勵在患難中的脊髓損傷朋友，如超彥在書中所說的：「我是多麼熱烈的希望，能夠以自己的經歷，鼓舞正受困的、缺乏勇氣的人們。我想告訴大家，原來，信心的力量，是如此巨大。它，可以逆轉一切。」

（本文作者爲脊髓損傷基金會董事長）

遭逢不幸，感謝反而更多

金智娟

一位我們覺得是遭逢不幸的人，嘴中常掛的竟是感謝。

一對我們覺得是被命運操弄的夫妻，卻扭轉了命運，活出比原計畫更精彩的人生。

因爲是同一間教會的弟兄姊妹關係，多年前，我在超彥與述忱還沒成爲夫妻前就認識他們了。那時超彥是準醫師，有一次老大就讀的托兒所，請超彥去爲小朋友講解基本的衛生觀念和簡單的人體結構，他的溫柔耐心和仔細，讓在場的大人們留下深刻印象，深信將來不論他在哪一科看診，病人都有福了。

述忱也因爲喜愛音樂的緣故，使我們有更深一層的關係。每次的演唱獻詩她都希望自己展現出最好的一面，原因是想要鼓勵聽者，而不是爲了表現自己，這點常常激勵著我！我也確信才剛從學校畢業的她，無論要往音樂的路發展，或是學以致用服務社會都有大好的機會。

當他們結婚成爲夫妻時，那眞是教人明白何謂郎才女貌、才子佳人，覺得有著一片大好前程美景等著他們。

但，祂的計畫常常超過我們的想像。

超彥滑雪出了意外！

消息傳來時我們正在聚會，在場所有弟兄姊妹都不能相信自己耳朵所聽到的。感謝牧師帶領我們立刻雙膝跪地爲他們禱告，祈求他們的平安，祈求傷害能減至最低，祈求不在現場幫不到任何忙的我們能穩住陣腳不要慌亂，好等他們回來後可以給與各樣的幫助……。我們能做的最大的幫助，就是禱告，也唯獨禱告了。然後我們得知，命是揀回來了，但復健之路，才要開始。

許多的忙，也許我們可以幫，但眞正的去面對，是只有自己啊！

這數年下來，每當主日聚會時，看到超彥自己推著輪椅準時出現，跟弟兄寒暄開心的笑著，述忱獻詩唱出自己因受愛感動而創作的歌曲，我知道他們不但面對了所謂命運的安排，更突破了一般人承受不了的困境。

我想，這才是眞正的郎才女貌、才子佳人！因爲不僅是外表，他們的內在，他們的信念，更教人崇敬啊！

他們是怎麼面對，怎麼突破的？讓我們翻開下一頁……。

（本文作者爲知名歌手、節目主持人）

·推薦序·

一位擁有鋼鐵意志的醫師

湯華盛

超彥是我的好同事，還記得當年他到台北市立聯合醫院松德院區應徵住院醫師時，我印象最深刻的，就是他無時無刻掛在臉上的笑容。在他脊髓受傷必須坐輪椅來醫院看門診時，我依然看得到他臉上的笑容。這讓我心中起了一個疑問，到底他是如何做到挫折之後還能樂觀以對？經過一些接觸，也邀他到學校跟同學分享自己受傷的心路歷程後，我才了解原來他背後有一個偉大的信仰支撐著他。他對於這個信仰毫不懷疑，也不抱怨上帝給他出了一個如此苦澀與艱難的功課。反而後來體會到上帝是要他以受難的形象去教化普羅大眾，讓他們了解上帝的大愛。

一般人身體受傷失能後，大多會抱怨老天爺的不公平，讓他們遭受如此的殘酷待遇。他們會懷憂、喪志，以致無法再站起來，最後還要接受心理從業人員的輔導。但是力克．胡哲（Nick vujicic）的人生卻不一樣，他一出生就沒有四肢，曾經有一段時間他也是怨天尤人，不過他終於走出陰影，進入人群，創立基金會，不斷地去演講來協助不幸的人兒。

超彥正是力克型的個性，他樂觀的態度，常常掛著微笑的臉龐，鼓勵了身旁失意的人們。他也積極參加基金會，爲脊髓受傷的群衆服務。加上他有精神科醫師的身分，讓他更有說服力。上帝在他身上所做的工，雖然是苦澀但是深具意義，成果終究是甜美的。

我看見的超彥並非跛腳的殘障人士，而是具有鋼鐵般意志力的鋼鐵醫師！

（本文作者爲台北市立聯合醫院松德院區醫務長）

將痛苦的試煉，化成大愛

楊玉欣

自我十九歲確診罹患肌肉萎縮症，除了被迫適應自己的逐漸失能，我未曾停止思考：我的疾病與障礙，能為他人帶來什麼？如何將受詛咒般的悲劇，轉化成鼓舞病友以及社會大眾的勵志喜劇？於是，希望促進社會大眾對於病患與障礙者的理解。

障礙究竟是祝福還是詛咒？很高興從許超彥《鋼鐵人醫生》的故事裡，得到答案。有時發生在我們身上的磨難，竟是化了妝的祝福、神的奇異恩典。一如許醫師在滑雪受傷導致下半身癱瘓後，憑著鋼鐵般的意志力、無比堅韌的親情作後盾，加上一心重返社會奉獻的願力，不僅促成了工研院為下肢癱瘓者量身打造的「機械腿」實驗提早問世，他再回到精神領域執業時，除了專業的醫療判斷，更能以豐厚的同理心貼近病患的需求。

然而，許醫師獲得的祝福還不僅於此，書中提到的，在致殘後他與父親、妹妹、大舅子的親情修復、妻子不離不棄的愛，帶領他願意面對自己的軟弱，攜手一起成長，甚至共同承擔脊髓損傷基金會的成立以及會務推動，將原本是痛苦不堪的生命試煉，在信仰與希望的支持下，化成對傷友與社會的大愛。

我最喜歡鼓勵大家，把問題變成創造價值的契機，許超彥醫師正是活出了這份創造與價值的見證，也透過他，讓我們看見上帝的奇妙大愛。

（本文作者爲立法委員）

·推薦序·

因錄音結下美好的緣分

許治民（苦瓜）

透過老友陳吉士（編曲家）的電話，使我結識了Susan（黃述忱）。本以爲Susan是一般平常配唱錄音，未料她的創作引起我的好奇心，接著有了一段感動我心的交談，也從中得知有關她與先生超彥的遭遇。後來，我便介紹了錄音界的女教頭——林美璘，參與音樂配唱的錄製過程。

看完《鋼鐵人醫生》一書後，令人有說不出來的震撼與感動，我誠心介紹讀者，讀完許超彥的故事，會帶給你對於生命的樂觀與奮鬥思維。

（本文作者爲知名音樂人）

·推薦序·

深思細讀，你我都能找到幸福良方

陳適卿

本書以男主角受難的軀體及接隨而來難以承載的心靈之痛，娓娓述說走過苦難，開創幸福人生的歷程，是一本值得再三細讀的好書。

這可以是感人的故事小說：敘述著由峰頂摔落谷底，在爬起的過程中，當再次尋得人生的眞義，已不僅是從峰頂的高度遠眺，更昇華爲由無限高度，印證落實神意，開創無限的幸福。

也可以是最佳的勵志書：指引每個人「面對苦難的處置」，「幸福的昇華」是每個人都必須積極學習與開創的。

這也是描寫親情的書：對於超彥與述忱的夫妻相處、父母子女兄妹親情、友情關係等，皆有深刻感人的敘述，發人深省，深具學習價值與啓發的哲理。

醫師、重症患者皆可細讀的好書：從醫師角色一夕間跌落成爲重症患者，辛苦爬起，再回頭扮演醫師，昇華蛻變，充分發揮設身處地與體恤之情，足以作爲養成仁心醫師的醫學人文教材。當身爲病人時，又展現堅忍與毅力，突破層層的軀體與心理障礙，莞爾人生的樂觀心態，更是病人脫離病魔，重回生活幸福的典範。

重症病人家屬與親友必讀的經典書：如同主角所言，對於摔落在黑暗谷底的罹病者，信仰與親友團隊的支持力量是無比巨大而重要。字句中教導我們如何轉換心態，以樂觀面對不幸，如何學習扮演好家屬與親友的角色，一切的黑暗，在正向心態下多可轉爲幸福。

上帝關了一扇門，總會幫我們再開一扇更大、更明亮的窗。很高興超彥與述忱以毫不保留的心，積極地分享幸福開創與生活之道，熱切地盼望帶給更多人幸福。這本書有夫妻情、親情、友情、信仰、醫病關係，值得每個人深讀細思。當平順時、陷落困境時，抑或周邊親友陷落困境時，這本書都是我們的幸福良方。也藉著序文，向述忱及所有圍繞著超彥的每一位，致上深切敬意。

今年九月，超彥辭了基金會執行長，即將投身更大的志業，也藉此祝福他不僅是位良醫，更能實現理想。期盼巨大的昇華動力，在未來將以無比的影響力造福社會，幫助無數人共創幸福。

（本文作者爲臺北醫學大學醫學系復健科教授、附設醫院副院長、台灣復健醫學會常務理事）

找到生命絕處逢生的力量

姜尚文

我與許超彥醫師相識十五年，我們是生命中的摯友，我很榮幸可以爲這本書寫序。

拜讀完這本《鋼鐵人醫生》，不禁讓我想到曾經看過的一本書，書名是《活出意義來》，作者維克多．法藍可（Viktor E. Frankl）是一位猶太籍的精神科醫生，二戰時期，曾經待過德國納粹的奧茲維茲集中營，他也是極少數經過集中營折磨後能夠倖存下來的猶太人，因爲他在營裡的經驗，使他發展建構出精神醫學領域中的意義治療法（Logotherapy），此種治療法主要幫助人們如何在苦難下重新找到人生的意義。

書中的法藍可雖然每日面對集中營中極大的痛苦，卻清楚覺察到在「刺激」與「回應」之間存在一個「空隙」，他要掌握住這個「空隙」，證明他是命運的主人，而不是命運的奴隸。要證明即使他的身體被監禁在暗無天日的牢房中，他還是擁有「自由」的靈魂。

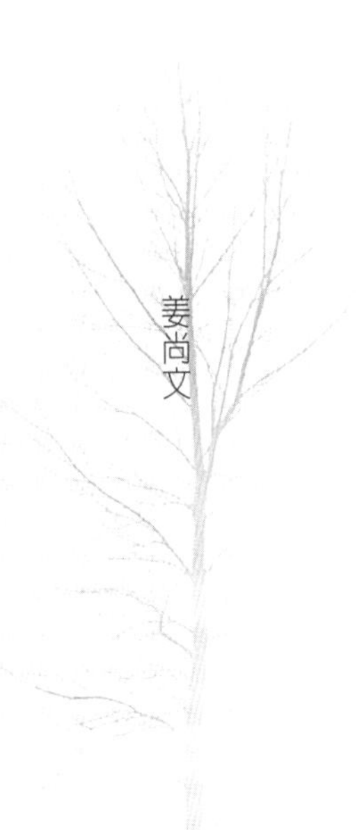

《鋼鐵人醫生》中的主角超彥，也恰巧是精神科醫師，他所面對的苦難和挑戰，彷彿是在面對自己心中的集中營，包括了自我內心價值的摧毀、行動上的不便，隨時發作如拔趾甲般的神經劇痛，同時又經歷親生父親病痛的過世、母親的傷心，以及如何重新面對與妻子、家人的關係。在面對這些刺激挑戰時，他用對上帝的信仰彌補了中間的空隙，以致於他能在這麼短的時間，沒有選擇放棄自我，反而不斷地從信仰中找到人生正面積極的意義，並且將其實踐出來。超彥可以說是找到了另一種信仰實踐的意義治療法，我覺得這本書不僅僅描寫超彥如何重新詮釋他的新生命，更可以帶給讀者去發現和喚醒自己生命中更深的意義。

一如書中所描述的，超彥和述忱是人人稱羨的夫妻，有著美好前途，但他們卻選擇去異地付出給需要的人，當他們決定前往北京傳福音時，沒想到的是有一場意外正等著他們。在意外發生後，我身爲一個神職人員，同時又是超彥摯友，對這場意外所造成的不幸，感同身受。

我常常向上帝流淚禱告，希望上帝可以在他的身上發生奇蹟，醫治他脊髓損傷的身體，也常常向上帝問爲什麼，爲什麼要在他身上發生這樣的事，我的心中也因此對上帝充滿了許多的疑惑，我想或許正在承受苦難的人，常常都會對上天的安排充滿許多的不解。然而，在意外發生後的數年，就如同書中所描寫的故事，我心中的疑惑漸漸得到了答案，這些解答就如同他們所分享的：他們的命運，正一步步地被上帝的信念所引領，也一步步地被上帝的愛心所安慰。

正如《聖經》中哥林多後書一章四節至六節所說：「我們在一切患難中，他（上帝）就安慰我們，叫我們能用上帝所賜的安慰去安慰那遭各樣患難的人。我們既多受基督的苦楚，就靠基督多得安慰。我們受患難呢，是為叫你們得安慰，得拯救；我們得安慰呢，也是為叫你們得安慰；這安慰能叫你們忍受我們所受的那樣苦楚。」我相信上帝對超彥和沭忱這對夫妻有很大的信心，相信他們生命中的這場意外患難可以安慰許多正在承受苦難的人，深信這本書中的動人故事，一定可以幫助人尋找到生命絕處逢生的力量。

我常常為超彥祈禱，希望他有一天可以站起來，我想他自己也是如此不斷地向上帝禱告，超彥目前雖然沒有辦法立刻站起來，但他面對患難的方式，總是那麼勇敢正向且帶些幽默感，這就是一個很不容易和令人動容的奇蹟了。上帝其實也用了奇妙的方式回應超彥站起來的禱告，上帝藉著工研院的研發團隊，為超彥親自打造了一雙可以站起來的鋼鐵腿，也希望藉此項研發可以造福更多脊髓損傷的傷友。

而這雙鋼鐵腿的誕生，除了感謝工研院之外，更要感謝上帝如此般的創意安排，他將一個感謝的心靈，一位越困難越愛他的妻子，一個受傷的身體，一個高科技的產物，和許多人的關心祈禱，在這樣的鋼鐵人醫生組合中達到完滿的結合，正如《聖經》以賽亞書五十五章八至九節中所說：「耶和華說：我的意念非同你們的意念；我的道路非同你們的道路。天怎樣高過地，照樣，我的道路高過你們的道路；我的意念高過你們的意念。」上帝所賜給超彥和述忱的意念和平安，的確是高過我們，超乎我們所求所想的。這場意外給他們夫妻的不只是傷，而是更多的愛、感謝和恩典。

我相信上帝爲超彥和述忱所寫的故事才剛剛開始，人生更動人的故事還在後頭，希望每位讀過此書的人，都能夠從書中得到許多的幫助和來自於上帝的平安祝福。

（本文作者爲台灣國際基督教會牧師）

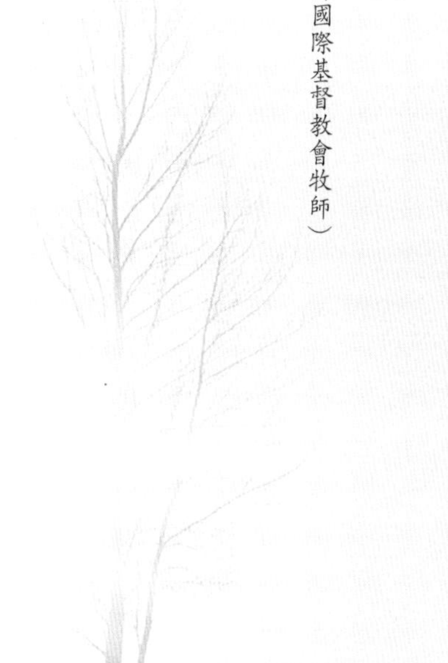

·推薦序·

流淚谷變泉源地

李晶玉

認識超彥與述忱，是在他們倆還是學生的時候，一位是非常有理想、有抱負的醫學院學生，即將要成爲醫學界未來的棟樑，另一位是台大社會系的美女，有著極爲熱忱助人的善心。登對的兩人，個性也極度速配，和他們來往的朋友，無不會被他們陽光般耀眼的個性所吸引，和他們聊天，彷彿這個世界不再有黑暗與絕望……。

他們的戀愛觀也和時下一般年輕人不同，認定了，就決定相守一輩子，所以，大學還沒畢業，超彥和述忱就決定先步入婚姻，這在當時的台大可是件轟動的大事，面對周遭親友的反對，卻也不改兩個人的心意。那時，我的先生，在台大任教的文正，也主動替這對有情人疏通，我們見證了這對有情人終成眷屬的幸福結局。

沒想到，看似完美的Happy Ending只是一個開始，他們面臨了一場與衆不同的生命考驗……。

有一段時間，我們比較疏於聯絡，但在我的內心深處，總是記掛著夫妻倆，常常想像著他們服務社會的美麗面貌。而我也相信，他們一直走在上帝的計畫裡，努力朝向人生夢想中的藍圖前進。

直到有一天，我的手機裡出現一封緊急代禱的簡訊：「超彥出事了！」當下的我很難想像，如此的好人，會遇到什麼跨不過去的難處與關卡。

但這場突如其來的意外，卻眞實的降臨在他們身上。事發的那幾天，不斷傳來超彥在北京當地的情況，而我們能做的，也只有在台灣持續爲他們禱告，好幾個夜晚，我幾乎難過的無法入眠，心疼他們在面臨困難時的徬徨與無助，更明瞭他們心中還有尙未實現理想的遺憾。幾次，猶豫著要不要開口問他們近況，眼淚總是比問候更早湧出，他們的回答卻總是比旁人更加的堅定，上帝的愛永遠不會離開他們。

靠著信仰幫助及兩人患難與共的愛，果然，上帝眞的一點一滴在醫治祂的孩子，而且這位大醫師，從神經到肌肉，從童年到成年，從夫妻關係到親子關係，祂要醫治的更多。一年後，當他們來「眞情部落格」節目接受我的訪問時，我看到一個被宣告一輩子無法走路的孩子再度站在我面前，除了給他們一個大大擁抱，也佩服他們面對信仰認眞的態度，與面對挫折奮戰不懈的勇氣。

當人們遇到困難的時候，總是會問上帝爲什麼？尤其，在我懷第三個孩子時，因爲前置胎盤導致出血狀況，我自己也在醫院躺了兩個多月安胎，完全不能起身，吃喝拉撒都必須得靠旁人幫忙解決，二十四小時施打藥物，全身躁熱呼吸困難，每一分鐘都隨著子宮收縮的狀況而焦慮緊張，現在回想起來，我似乎略能感同身受超彥當時的困難與掙扎。在徬徨無助的時候，我們的眼光不能專注在問題有多大，只能轉向上帝能給我們的盼望有多大。

每一個人都在打造自己的宮殿，裡面充斥著自我的滿足與自己的計畫，我們舒適的自以爲剛強，只有風暴來襲時，我們才能察覺自己的無助與軟弱，生命的限度與渺小。但是〈詩篇〉中的應許是，我們經過流淚谷，這谷變爲泉源之地，並有秋雨之福蓋滿了全谷。這個低谷裡面有泉、有源，滋潤了我們的生命、強化了我們的心智，於是每一顆淚水都是信心的養分，受傷了還能繼續前進，失敗了卻沒有失去熱情！

超彥說了一句話令我印象深刻：「因爲當初醫生宣判我是完全的損傷，不可能復原，所以當我有進步的時候，就可以確定不是醫生的功勞，而是神的功勞！」回過頭來看著超彥與述忱所經歷的一切，就像是化了妝的祝福，我們總會遇到困難，但盼望讓苦難不會在我們身上停留太久，《聖經》有一句話：

「忍耐生老練，老練生盼望！」當忍耐生出了盼望，祝福也就在眼前。

得知超彥要出這本書，我非常的開心，書中眞實的紀錄超彥和逑忱走過死蔭幽谷過程中每一秒鐘的心路歷程，在過程中，我同時看到他們夫妻倆的謙卑與敞開，更看到他們依舊保持著那顆起初的愛心，願意使用自己的見證去幫助更多脊髓損傷的病患。超彥與逑忱的苦難不僅祝福了自己，也祝福了上萬個脊髓損傷的病友，現在，他們自己成為生命的泉源向四方湧流，激勵了更多正在憂慮、患難、痛苦中的人。

看似停頓，卻是大步的跨越；
看似憂傷，卻有更深的滿足；
看似絕望，卻有更多的盼望；
看似幽暗，卻有更多的看見；
看似迷惘，卻有更多的感恩。

我終於明白超彥說的：「當我跌倒，我才知道什麼叫做站起來。」

祝福超彥與逑忱，也祝福每一個曾經或正在經歷憂傷患難的朋友，能和超彥一樣，找到生命中的亮光與盼望，讓流淚谷變成泉源地。

（本文作者為知名電視節目主持人）

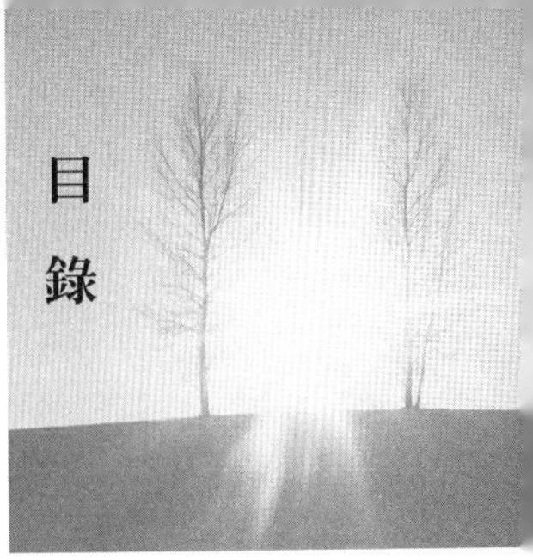

目錄

即使自己的身體是殘缺的，
慢慢地，卻能開始學著去付出給有需要的人。

第5章 我是病人，同時也是醫生 147
歷劫後重當醫生，我對病人多了一份同理心，學會給予對方希望，
病人的盼望也要被保護，不能用專業知識去戳破，
因爲我體會過被醫生直言，這輩子都不能站起來行走的那種滋味。

第6章 因脊髓損傷失去的，換到更多擁有 183
原來發生意外不像中國人講的悽慘，
苦難反而會增加生命的深度，
我看到的，是更多的愛與盼望。

跋 黑洞與太陽 萬年生 210
附錄1 〈因你愛我〉CD介紹 黃述忱 217
附錄2 經濟上的評估與求助 222
附錄3 各縣市長期照護管理中心 224
附錄4 各縣市居家身障用電補助相關單位 228
附錄5 傷友相關社會資源 229

・楔子・

越敞開的，越有力量

郭奕伶

此書緣起於一封深夜郵件。

凌晨一點二十四分，《商業周刊》副總編輯劉佩修發出一封郵件至我的信箱，信件的主旨是：「精彩人物建議做大——『逆轉人生』台灣版」。

佩修，是我認識的文字工作者中最優秀的，感性理性兼具的佩修，以一千一百二十三字陳述了這個故事的張力：一位精神科醫師因意外而癱瘓，「他失去父親，失去病人，失去地位，失去無數的第一；失去過去種種努力換來的名利、成就、自由。他被身體、心理困住，眼看著，就快要失去妻子，失去自己……。」

信末的結論是：「在這世上，所有的故事，都不會比用生命、自由來換的

故事，更動人。」

看完佩修的信，這個故事的規格，立刻從一般報導提升爲《商業周刊》的封面故事，同時，我也知會出版部總編輯余幸娟。兩天後的一場會議，幸娟拍板了出書計畫。

三個月的作業期，此書上市。

這樣的作業流程是極其壓縮的，但這代表作業草率？絕對不是。故事太短寫不長？更不是。

這其實是一個極其奇妙的緣份與安排。

一篇預定兩頁規格的報導，卻在還未成形前，就在商周編輯部內部引起了極大的迴響，連平時以理性冷靜著稱的編輯副總監曠文琪都深受撼動，因此，讓它的規格被升級；隨後，又得到幸娟的支持，規格越擴越大。

起心動念極其簡單：如果我們都深受這個故事的啓發，爲何不跟更多人分享呢？

但要在短短九十天內完成作業，關鍵在於故事主人翁的意願，若他們不點頭，一切都不可能。超彥、述忱這對夫婦是我遇過最敞開的受訪者。

採訪過各色各樣的人，但凡一個人以越多的權力、金錢等外在條件來彰顯自己時，通常代表此人有越多不欲人知的弱點。因爲他對自己缺乏信心，就得不斷向外尋求支撐與認同。

這種表面看似剛強者，實則最脆弱，最不堪一擊。

反而，越能坦蕩面對他人者，甚至願意承認自己軟弱、不足、或錯誤者，我在超彥、述忱身上看到的，是一股驚人的能量，那種由內心發出的源源不絕的勇氣。即便面對私密、軟弱、不堪的情境，他們不避諱的分享，這，正是對自己與對他人的信心。

所以，世界上誰最有力量？

在我看來，不是那些富可敵國的商人，也不是那些精於權鬥換利的政客，我認爲，最認識自己、最能接受自己、最不需要對人設防者，才是世界上最有力量的人。

越能敞開的，越有力量。

因爲超彥、述忱的敞開，三個月的作業期才有可能。他們說，如果能夠越早透過自己的故事，讓需要幫助的人得到啓發，正是他們最想做的事。

這對旁人眼中最需要幫助的夫妻，多數時間，想的竟是要如何幫助更多的人？

一個極可能變成是悲慘人生的劇本，卻能一路更新至現在的喜樂人生？述忱告訴我，這個意外讓他們的人生逆轉，但不是逆轉下，竟是逆轉上。這個意外，竟然讓他們喜樂更多。她還幽默地自嘲，這是一段「屎尿未及的人生」。

從「始料未及」到「屎尿未及」，兩個字之差，卻要用一輩子來修煉。

「在命運面前，你到底擁有什麼？」幸娟抛出了這個直指核心的問題。在命運面前，誰能自稱擁有了什麼？或者曾經征服了什麼？

是的，在命運面前，既沒有強者，也沒有所謂的成功者，只有順服者。順服，不是消極的放棄，而是積極的認輸，唯有認輸，才能眞正的學會堅強。

最後，我想以一組問題作結，雖然是個老梗，卻總是能勾住人們的內心最深處：

如果你只剩下三百六十五天的生命，你最想抓住什麼？

如果你只剩下一百天，你最想抓住什麼？

如果你只剩下三十天，你最想抓住什麼？

如果你只剩下一天呢，你最想抓住什麼？

如果，你只剩下一小時呢，什麼是你最想抓住的？

越後面的答案，越接近生命的核心。

因此，與其說自己擁有了什麼，還不如想清楚：在極其有限的人生中，我們到底想抓住什麼？

（本文作者爲《商業周刊》總編輯）

前言

每一天，我都活在愛與恩典中

許超彥
黃述忱

你好，我是許超彥。容我先問：「親愛的讀者，你期待自己過著什麼樣的人生？」

坊間充滿著「××歲一定要做的○○事」等書籍，告訴每個黃金年華的青年如何把握人生，爲夢想做準備，計畫結婚、生子、晉升爲小主管、存下買房子的頭期款、賺到人生的第一個一百萬……，但是，沒有一本書告訴過我，三十歲的人，要準備好下半身癱瘓，坐在輪椅上度過後半輩子的人生。

當然，我也沒有這樣計畫自己的人生，只是，事情卻這麼發生了。

我是一位醫師，也是天生就喜歡做計畫的人。三十三歲前，我人生中最能誇口的強項，就是「執行計畫」的能力。靠著這個天賦，我拿下學業的第一名，考上了第一志願台大醫學系，順利成爲精神科醫師，娶到夢想中那個最美好的女孩，述忱。（親愛的讀者，請不要誤會我在臭屁自己有多麼了不起，事實上，「執行計畫」是我唯一擁有的天賦啊！）

然後，我懷著滿腹計畫前進中國，希望大有作爲。向來喜歡計畫人生的我，卻怎麼也沒料到，一次快樂的滑雪旅行，會成爲我生命的轉捩點。這場意外，讓我胸部以下完全癱瘓；從此，我多了一個身分，就是「病人」。

正如你的想像，我覺得這輩子完蛋了。

實情也是如此，因爲我失去了健康、失去了工作，連要在床上翻個身，都做不到。最令人難爲情的，就是我連最基本、控制大小便的能力，也失去了。我眞的難以想像，一個連大小便也不能控制的人，要如何「掌握」接下來人生中任何重要的事情？

我根本也沒有什麼時間去想像。因爲光是替換尿溼的床單、中單、衣服、褲子，還有復健、拉筋、處理褥瘡傷口，承受要命的神經痛折磨，這樣日復一日的每一天，已經耗盡我所有力氣，我只能在痛苦中喘息。

我與周遭人的關係也改變了，我那嬌嫩的愛妻，變成忙進忙出的灰姑娘。

身爲愛家的男人，我不但再也不能保護我的公主，反而時時刻刻需要她的照顧。以往每天早晨親暱的問候，現在卻變成數不盡的拜託：「述忱，請幫我做這個……，請幫我做那個……。」即使是喝一杯水這麼簡單的事，也必須請她協助。我這個癱瘓的丈夫，成爲她生命中沉重的負荷。

述忱瘦了很多，很多人都這麼說。

我們的婚姻關係，遭遇了巨大波折。這是個莫大的考驗，誰也不能保證，當王子坐上輪椅，公主守候病榻，故事的結局是否仍然幸福與美好。

你猜得沒錯，我想過死。很多次，閃過心頭。

出院回家的第一週，我枯躺在床上，看著窗外樹梢陽光燦爛，綠色葉子在風中搖曳；我的心卻像當時所處的臥房，晦暗陰沉。過往人生中的美好，已遙不可及。我覺得自己的人生，已經沒有任何指望與意義。

尤其，當神經痛殘暴地攻擊著我，蹂躪全身每一處感覺神經，我眞的恨不得快點死掉，不必再承受任何多餘的折磨；也不用老是麻煩身旁摯愛的人，一而再、再而三地幫忙我大小事了。

發生在我生命中的這些事，不禁使我吶喊：「上帝，我做錯了什麼？」

「祢怎麼願意這樣的事情發生？」「爲什麼不讓我早點去見祢？」

直到看見《聖經》中幾段話，以令人吃驚、栩栩如生的筆觸，描繪出我在醫院病床上的處境：「眷顧貧窮的有福了！他遭難的日子，耶和華必搭救他……他病重在榻，耶和華必扶持他；他在病中，你必給他鋪床。」（〈詩篇〉四十一篇一至三節）。「他在病中，你必給他鋪床。」千百年前寫就的《聖經》怎麼能精確描寫出我尿溼病床，每天需要有人重鋪床褥的處境？原來，上帝完全明白我所承受的一切。

在無人了解的失落與孤獨中，我感受到自己的痛苦被理解了；不僅如此，上帝更承諾說，祂必會拯救我。我感覺到被接納，一直向下墜落著的我，被接住了。

每一天，我都透過信仰，讀《聖經》、祈禱，得到一點力量來堅持下去。令我驚訝的是，即使在痛苦中，每天我都不斷看到上帝對我的愛與恩典。

以前的我，因爲什麼都不缺，所以很難體會到被愛。現在，因爲失去了能力，我像是乾渴的沙漠，任何一滴雨水，在我的世界裡都是巨大而寶貴的。因爲失去能力，我有更多的機會體會到被幫助、被愛；每一天，我都看見了比以往更多値得感謝的地方。

生命如斯，被愛托住，所以，一次次堅持著，直到現在。

當時的我，壓根兒沒有想過，今天竟然會在這裡，寫著一本書籍的前言。這本書籍的催生，是因爲許許多多的人知道我的故事後，深受感動與激勵，並從中得到力量，去面對自己人生中的困境。

我也沒想到，妻子述忱與我的感情，因爲共患難，變得更加深厚而親密。並且，我們被家人充分地支持與愛護，包含被述忱的哥哥扶持，重新修復家人關係。並且，我陪伴了父親，走過人生中最後一段光陰。

那時的我，也完全沒有料到，能夠從床榻上的病人，重新回到醫生崗位。並且，由於經歷疾病的纏磨，更能對病人所面對的痛苦感同身受，給予眞誠的支持與回饋。

我也難以想像，自己竟然有機會服務同病相憐的傷友，成爲脊髓損傷基金會首任執行長，爭取更多的就業機會與無障礙環境。更不用說，工研院找我參與研發機械腿的計畫，讓我搖身一變，成了「鋼鐵人醫生」，登上《商業周刊》封面，刊載的故事激勵了許多人……，太多神奇的事情發生了，數算不完。這一切，很神奇吧？但其實也沒有那麼奇怪，因為《聖經》上早已經寫了：「神為愛他的人所預備的，是眼睛未曾看見，耳朵未曾聽見，人心也未曾想到的。」（〈哥林多前書〉二章第九節）

沒錯，從滑雪意外受傷開始，我的人生再也不在計畫範圍內。但是，後來所發生的一切經歷，更像是意外中的意外，我「意外」地發現，即使「下半身癱瘓」不在我的人生計畫中，上帝為我預備的人生，卻很快樂、很精彩。

這場意外打斷我自己的計畫，卻帶我走入另一個出人意表的美好旅程。因此，這本書要和你分享我的故事，以及我從意外中體會到的收穫。我盼望能幫助你和你愛的人，從困境中釐清方向，開創你們的精彩人生。

親愛的讀者，也許你或你身旁所愛的人，正在經歷各式各樣意外的打擊，也許是失業、失戀、失去親人、失去健康、失去財富……；又或是，你純粹僅是好奇，是什麼力量讓我熬過這個不可承受之痛。所以，你拿起這本書來，希望找到一些線索。

我認為，幫助我度過這段艱辛歷程的要素有：

·積極正向的信仰
·照顧好自己的身體健康
·健康地面對心裡的失落
·家人的支持
·正面的支持性團體（例如我的教會，給予我們無比的陪伴與支持）
·不斷更新的眼光與觀點
·爲自己的夢想堅持

信仰是我生命的根基，也是當我失去所有外在條件時，唯一還擁有的東西。因此，我一定會和你分享這個幫助我度過挫折的重要法寶，而其他的要素也會在不同的篇章中一一呈現。我希望你也能夠掌握這些關鍵，對自己的人生有新的洞見。

《聖經》上有段話一直提醒著我：

「不要效法世人的行爲和習俗，卻要讓上帝更新你們的思想，使你們成爲新人。這樣，你們就能認知上帝對你們的旨意，祂的旨意是良善、可喜悅和完美的。」（〈羅馬書〉十二章第二節）

當生命讓我們不得不停下來，請把握機會，好好靜一靜。沒錯，在困境中的孤寂，的確很不好受，彷彿墜落在世界被遺忘的角落。不要急，踏穩每一步，回頭看看，你才會發現上帝祂美好的計畫裡，藏著寶貴豐盛的禮物。讓我們一起開始尋找這份禮物吧！

感謝《商業周刊》記者萬年生，以細膩敏銳的心靈與充滿文采的筆觸，寫出我們的故事。感謝《商業周刊》總編輯郭奕伶、出版部總編輯余幸娟鼓舞我們出版人生中第一本書，感謝編輯羅秀如細心地審理文稿。有你們的幫助，這本書才得以誕生。

感謝我們的家人給予的支持。包含我爸媽分攤述忱的照顧壓力，岳父母穩定的關愛，讓我們不虞匱乏，述忱哥哥第一時間的大力援助，得以撥雲見日；感謝台灣國際基督教會的弟兄姊妹持續地禱告與付出，充滿愛心的陪伴；最後，感謝一路上不斷爲我們加油打氣、認識與不認識的朋友們。

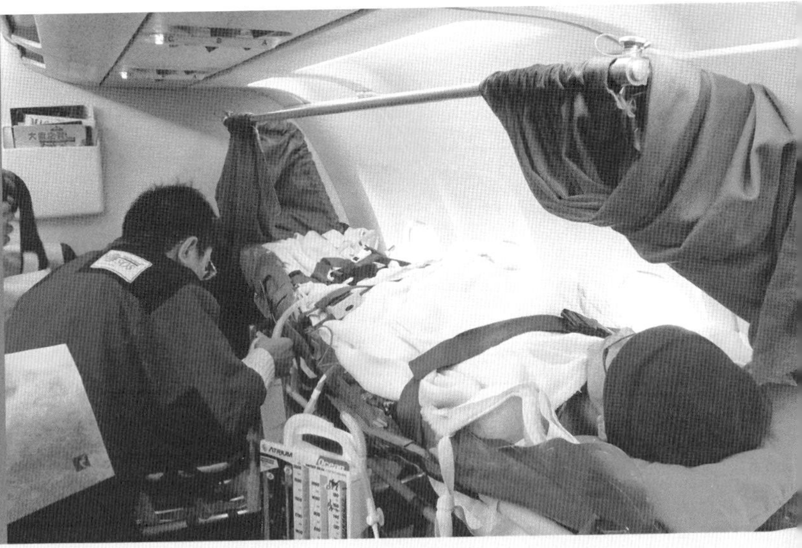

第1章

生死交關，命運面前沒有強者

一場滑雪意外受傷，造成我脊髓損傷、下半身癱瘓，
這天，我的一百分人生全被奪走，甚至還抱回負分。
原本以為牢牢掌握的人生，變得如猛獸般不可預測，
我，從天之驕子成了地上癱子。

神啊，求你救我，因爲眾水要淹沒我。
我陷在深淤泥之中，沒有我立腳之地，
我到了深水之中，大水漫過我身。
我因呼吸困乏，喉嚨發乾，
我因等候神，眼睛失明。

——《聖經》詩篇六十九章第一到三節

我今年三十七歲。三十三歲前，我是樣樣拿一百分的天之驕子。

台中忠明國中全校第一名。

台中市高中化學科展第一名、台中一中資優班第一名畢業。

全國前二十名成績進入台大醫學系。

大學八年，參與過醫學系學會班代、國際英語演講、現代舞、希望服務社、家教服務社等社團，也在亞洲醫學生會議發表論文，是三位台大醫學系代表中最年輕的人，還拿下第一屆台大醫學系青年學者獎。

大學畢業前，迎娶台大社會系美女，岳父母分別是台大數學系副教授、地理系教授，金童玉女人人欣羨。

退伍後順利穿上白袍，當上精神科醫師。

看似一百分的生命，沒想到，三十三歲的元旦，當全世界都在歡慶新年時，上帝給我出了一張最難的考試卷。

二○○九年一月一日，一如往昔的跨年。當我們來到北京八達嶺滑雪場，早已遊人如織，我們算是晚到的客人。

我們幾個朋友來北京傳福音，因為平常生活太緊繃，週末都會選個地點放鬆一下。來到北京，大家第一個念頭都想到小說《大漠英雄傳》的場景，除了想在大漠草原上騎馬外，由於台灣沒機會見到雪，朋友中便有人提議滑雪，衆人紛紛附議，才有了這次的滑雪行。

爲了滑雪，我們可是做足了功課，不只從YouTube上找到滑雪相關課程，每個人邊看邊搖頭擺臀，還請教練教我們煞車等基本功。我興匆匆換上雪衣、穿上秤鉈般的雪鞋，走到雪地後笨拙地穿上雪板，再辛苦地走到上山的軌道，準備開始滑雪初體驗。

經過幾個小時的努力，抓到了一點技巧，我們總算可以享受滑雪的快感。我和朋友先從初級雪道緩慢的S形下滑，沒多久，大家都可以在中級雪道中段往下滑，享受速度感。

這幾個小時，我看著不少人從中級雪道的頂層滑下來，摔得人仰馬翻，雪板、雪杖四散，還不斷往山下滾了幾公尺。我想，既然花了錢就是來嘗鮮，應該要來點不一樣的挑戰。於是，在雪場關門前，我們三個大男生相約踏上中級雪道頂層，一位從東北來的朋友，還幫我們留下一張合照。

這是我受傷前，最後一張靠自己力量站著的照片。

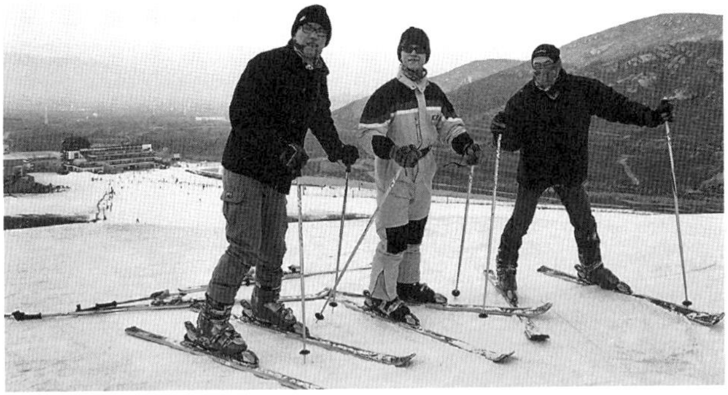

在雪道峰頂和教會弟兄合影後，我（中）第一個滑下去，沒想到就出了嚴重的意外。

看著朋友一個個摔跤滾下山，我鼓足勇氣，決定還是要滑下去。我還記得，那是下午四點半。

我盤算著，第一段是五十度左右的加速道，許多人在這段就摔跤了，我決定放膽將重心往前放。耳邊風聲咻咻作響，我深吸一口氣，看看山腰呼喊加油的述忱與朋友，接著就順利滑下去，ＹＥＳ！很慶幸我的策略成功，過關了！

一切，就在我醫學院訓練有素的盤算下進行著，如同我的前半段人生。

沒想到過了最陡的加速段後，幾秒內，我已經衝到了山腰。冷冽的風颼颼地刮過臉龐，就在此時，衝刺速度快得讓我心驚膽戰，我驚慌地想要煞車減速，才驚覺腳下的雪已結塊成冰。

咚！我狠狠撞上雪道旁鐵桿

就在懊惱中，因為重心已經太過往前，整個人就像飛彈般滑出去，完全煞不住，最後向前撲倒。一眨眼，雪板、雪杖飛到好幾公尺外。後來才知道，光是這個撲倒，就已經壓斷我四根肋骨。

接著，我人飛快地往右前方衝出雪道，電光石火間，中途翻了個身，變成背朝山下，咚！最後狠狠撞上了雪道旁的鐵桿，這才停下。

占地三百公頃的雪地上，蒼天茫茫，我，成了天地間的一個小黑點。

我嘗試要站起來，身體卻沒反應，「糟糕，我不能動了！」

下半身不覺得冷，只感覺背後與頭部一陣劇痛、酸麻，雙手也發麻。驚魂未定的我，歪歪斜斜倒在雪地裡，動彈不得，我知道這一撞，撞出問題了。

白雪地上，沒有鮮血。

叫喊聲從遠處傳來。

原本拿著相機，準備幫我捕捉滑雪英姿的述忱，傻了眼。她與朋友目睹事件經過，倉皇地呼叫工作人員。

我的意識清醒，深怕工作人員沒察覺到我的頸部脊椎可能受傷，搬運不當會造成二度傷害。然而我已無能爲力，只能任由他們粗手粗腳地搬上擔架，送到醫務室。

當時述忱穿著笨重的雪板，很努力想要走近我，還沒走近卻看到工作人員七手八腳，把我搬到擔架上，她只好趕快再滑到山腳醫務室來看我。

到了醫務室，我請僅有的一位醫師幫我上頸圈，醫師驚慌推說不會，還拿出使用手冊翻查，才發現資料太舊了。

我只能請朋友，小心地幫我上頸圈。

那時我其實沒機會見到述忱，第一時間，陪伴著我的是教會弟兄，我抱著他的手痛哭了十五分鐘，這是我受傷後第一次落淚……。

哭完以後，很快地我就沒什麼力氣可以說話了，正好給自己一些時間沉澱思緒。當下，我很害怕、很恐懼，只擔心接下來幾小時可能就會離開人世。望著醫務室的天花板，我慢慢梳理慌亂的思緒，想一想到底發生了什麼事，從比較近的滑雪失速意外，到為什麼會來滑雪場，為什麼會來北京傳福音，慢慢、慢慢回想起來。

一路走向回憶。很感謝神揀選我做基督徒，跟述忱結婚，才會有後面這一些人生大轉彎。從跟身旁這些人的互動中，他們認識我，而且認識眞實的我，知道我的軟弱、我的強項，我的夢想，相較過去讀台中一中、台大醫學系這些傲人的成績單，統統都不重要了。

天哪，沒人叫救護車嗎？

我的受傷程度，讓滑雪場工作人員也慌了手腳，一時不知所措。我只能在醫務室苦苦等候，等待他們的處理。

「救護車到底在哪裡？」直等到回來醫務室的述忱發現，她都已經歸還了裝備，拿回了護照，對方竟然連叫救護車的意識都沒有。

在雪場醫務室等候三個多小時，救護車終於來了，車子載我們離開滑雪場，往縣立醫院駛去。

八達嶺在北京市郊，離市區有點距離，司機在半路上接到滑雪場老闆的電話，原來是曉得我傷勢嚴重，要他轉開往北京市立大醫院，給了兩個名單。司機搔搔頭，不曉得怎麼去北大附設第三分院，只好將我們帶到他知道的積水潭醫院。

「積水潭醫院，……聽起來好像小水溝，這是什麼地方？」我們心中一片懊惱：司機怎麼會不知道去北大醫院的路！

已經非常虛弱的我，只能躺著接受命運安排。

還記得在救護車上，述忱一邊安慰我，一邊不忘告訴自己：「我從小就是無敵幸運星，做什麼都心想事成，超彥可能頂多是撞傷吧，」從小在台北舟山路「教授村」長大的她，覺得上帝一定會眷顧我們，畢竟，此行是爲了傳福音而到北京。

「無論是生是死，是貧窮是富足，是生病是健康，妳願不願意愛他……」結婚時的誓言，突然像錄音機般開始在述忱腦中迴盪。我們那時還不知道，這場意外將有如荊棘般伸展過來，刺痛自己和身旁所有人。

誰來打我一拳，讓我清醒吧！

到了醫院，已經十點半了。

深夜的急診室，推我病床的護士，嘴邊咕噥著：「你也是滑雪受傷啊？已經是今天送來的第三個，……不過，你是看起來最慘的！」

接著，我身上的雪衣被剪成片片碎片，疼痛中披上病人服，接受一道道的檢查。完成初步檢查後，醫療團隊很訝異我脊椎斷裂的非常嚴重，可是旁邊的臟器、主動脈竟然無傷。一般骨頭嚴重斷裂，只要撞擊到重大器官，很快就會致死；就算沒撞傷重大器官，只要失血四成以上，仍逃不過死神召喚。

結果，我的胸椎在第四到七節嚴重錯位，不敢想像脊髓神經被拉扯得多可怕；我知道自己傷得很嚴重，只慶幸沒有傷及頭部和頸椎。

檢查完，已是深夜一、兩點了，醫師特地把述忱叫到獨立診間說：「妳先生是截癱，也就是半身不遂，這輩子不能再站立行走了！」

述忱沒辦法相信自己的耳朵。「沒辦法做什麼嗎？沒有手術嗎？沒有任何藥物嗎？」她不斷追問醫師。但醫生卻回答：「現在是過年放假，也沒有醫師給你開刀。」

「這是騙人的吧，趕快誰來打我一拳，讓我清醒吧！」逑忱難以置信，蹲在急診室走廊上痛哭了起來。

我們夫妻熱愛冒險、戶外運動，過去光百岳就至少爬過十座，也挑戰多次馬拉松，更是虔誠基督徒。

怎知，在命運面前，沒有強者。

命運就像一把利剪，剪去我們過去種種，也剪碎了未來規畫的完美人生。

只能躺著，哪兒也去不了

同一片天花板，我盯了很久；醫護人員來來去去，我躺在病床上，哪兒也去不了。我出事以後喝到了第一口水，是在入院後第二天的事。

經過逑忱哥哥在內許多有力人士的奔走，最後請動院長執刀。我這才知道，救護車司機意外送來的積水潭醫院，是中國開胸椎手術排名第一的醫院！

敲定了開刀日期固然開心，我的氣力卻在不知不覺中慢慢流失，氣息也越來越微弱，精神越來越差，不再能維持一般的寒暄，到最後只能吸一口氣，吐出兩、三個字。我請一位弟兄念一篇〈詩篇〉安慰我，他隨意翻到六十九篇，是這麼說的：

神啊，求你救我，因為眾水要淹沒我。
我陷在深淤泥之中，沒有我立腳之地，
我到了深水之中，大水漫過我身。
我因呼吸困乏，喉嚨發乾，
我因等候神，眼睛失明。
——《聖經》詩篇六十九章第一到三節

淚水靜靜從我的眼角滑落，這是我向神無聲的祈求……。

意外第六天，我終於進了手術室。刀子從我的背上劃過，醫師在我的心臟後方，朝著斷掉的第四節脊椎椎體，連同上下幾節脊椎，打下八根鈦合金等材質做的鋼釘，讓脊椎歸位，避免因斷骨移位而遭返台醫療專機拒於門外。

順利開完刀，我知道這條命保住了，但我脊椎第四節嚴重斷裂錯位，造成胸椎神經第四到七節完全損傷，導致我胸腔以下完全喪失知覺，成了終身癱瘓的人，既不能動、不能站立行走、也不能自主大小便，整個下半身就像果凍一樣。

我的滿分人生，全碎了

人們眼中的成功，竟然如此脆弱。

就在這一天，我的一百分全被奪走，甚至還抱回負分，多了一個身分，叫「病人」。

原本以爲牢牢掌握的人生，如今，竟變得如猛獸般不可預測而殘暴。我，從天之驕子成了地上癱子。沒想到怨天，也來不及尤人，對上帝的盼望，成了我唯一可以抓住的浮木。

我閃過好多念頭。我看著下半身，實在很難忽略「累贅」這兩個字。我想過各式各樣的「方法」，想「擺脫」這個累贅，可是，有個景象當下卻提醒著我。閃閃淚光中，眼前的天花板明亮非常，一個影像啓示在我眼前，讓我豁然開朗。

燈管的上方，向三方向輻射出去，就是個十字架的記號。天花板上鑲著的日光燈管，閃閃發光，正對著我的胸口，向下延伸到癱瘓的下半身，從心臟到腳，剛好是癱瘓的部位。

我突然驚覺，在我看來黯淡無光的下半身，在神的眼中，就好像十字架的下半部一樣，閃閃發光。我知道，這個十字架交叉劃在我受傷的地方，一如劃在我的心上。

雖然癱瘓情況嚴重，但當我知道自己會活下來以後，第一時間，便想起聖經中耶穌叫癱子起來行走的神蹟，我盼望著有一天還是能夠起來行走。

我一直有這樣的盼望。

爲什麼我能這麼樂觀？因爲我沒辦法不想到，神彷彿早有預備。發生意外前一個禮拜，我們在北京辦聖誕節活動，那段經文一週內我講了三遍。我所相信的神，眞的就是可以叫癱子起來行走的神，我會開口跟祂禱告，倘若祂願意，一定能讓我起來行走。

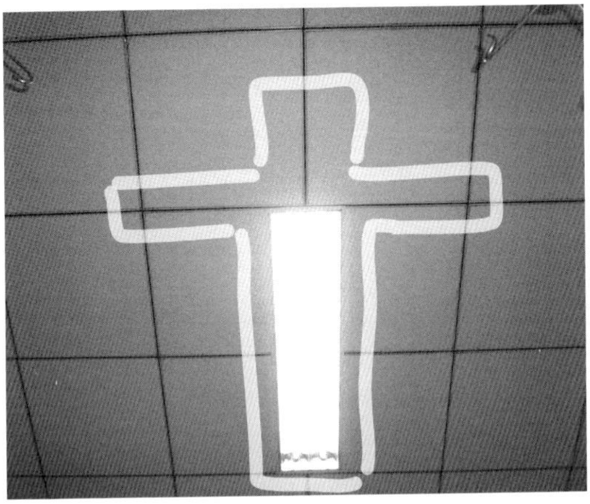

在病床上方，我看到十字架，扭轉我用上帝的眼光，看待我的下半身。

加上回想失事的過程，我很快想到，當時駭人的速度足以當場奪走我的性命，感謝神差遣天使讓我翻了身，留下我的性命，淚水中我相信，神一定有祂的計畫！

我開始體會到，神要我學會順服。神讓我上半身是好的，要我做決定去跟隨祂，祂就有機會把這個黯淡的下半身，變成閃閃發光的榮耀。

每個人的生命經歷都不同，不過，心中烏雲密布，甚至困在黑暗中找不著出路的感覺，是所有人都有的生命經驗。關鍵就在於我們是否學習到，如何在困境中向人求助。

過去我不輕易開口求救，可是這次

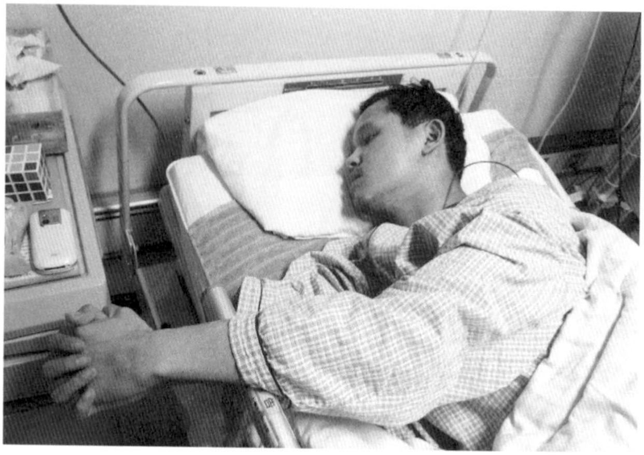

以前覺得躺著很輕鬆，受傷後才知道，長時間躺著非常折磨，腰酸背痛。

卻深刻體會到，自己已山窮水盡，必須開口祈求神的幫助。這是謙卑的一步，讓我開始從自己的計畫當中走出來，接受神的計畫。

正因爲那時有這樣的認知，當我回頭查看過去病中的照片，我才總是微笑的。

術後，除了背上一刀，我的身側各有一根胸管，不斷排出體內血水，我嘲笑自己很像《蜘蛛人》（*Spider-Man*）電影裡的壞蛋八爪博士（Doctor Octopus）。這讓認識我超過十五年，特地飛到北京探視的牧師尙文，原本準備了許多經文要安慰我，沒派上用場，反而被苦中作樂的我鼓勵。

接下來幾天，因爲擔心造成胸椎神經二度傷害，我只能平躺在病床上，全身動彈不得。以前覺得躺著很舒服，但受傷後才知道，長時間躺著可是件折磨人的事。感謝身旁體貼的弟兄姊妹，不斷替我們加油打氣，輪班照顧，分擔述忱照顧我的壓力。我會請輪班的天使把手伸到我肩胛骨下方，輕揉痠痛不已的背、抬起不能動彈的腿，在從未止息的麻木疼痛中，帶來一絲久旱甘霖的輕鬆。

躺在病床上，我看著不能動下半身，感覺很奇妙。看起來沉睡的兩條腿，彷彿伸得長長的天線，忙得很。感覺電流不停歇地送出摩斯密碼，傳給遠方的家人，傳給天上的神，祈求祂的祝福。

即便身體被困，盼望未來，卻讓我享有自由。就像電影《刺激一九九五》（*The Shawshank Redemption*）中的名言：「恐懼，使你陷入牢籠；希望，讓人獲得自由。」（Fear can hold you prisoner, hope can set you free.）。

我人生的第二段探索之旅，就從軀體停下來的這一刻開始。

關於「耶穌讓癱子起來行走」的故事

有人帶著一個癱子來見耶穌，是用四個人抬來的；因為人多，不得近前，就把耶穌所在的房子，拆了房頂，既拆通了，就把癱子連所躺臥的褥子都縋下來。耶穌見他們的信心，就對癱子說：「小子，你的罪赦了。」……「我吩咐你，起來！拿你的褥子回家去吧。」那人就起來，立刻拿著褥子，當眾人面前出去了，以致眾人都驚奇，歸榮耀與上帝，說：「我們從來沒有見過這樣的事！」（〈馬可福音〉二章第三到五節、十一到十二節）

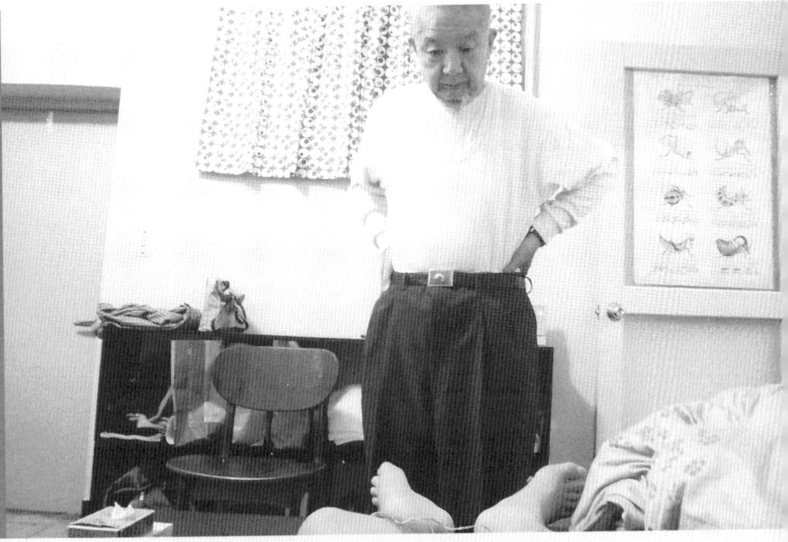

第2章

我們是第一次當父子，難免會犯錯

我前半段的人生之所以能超越爸爸的期望，
是爲了堵住他的嘴巴、不再被打罵，這是由憤怒而生的動力。
現在我體會到，人生要的是圓滿，不是完美，
雖然曾經失落，我卻因爲這個經歷，内心充實滿足。

你們所遇見的試探，無非是人所能受的。
神是信實的，必不叫你們受試探過於所能受的；
在受試探的時候，總要給你們開一條出路，
叫你們能忍受得住。

——《聖經》哥林多前書十章第十三節

傷後十六天，回到台北榮總，爸媽很快就來看我們，剛好正逢過年，這是我們生平第一次在醫院過年。

其實受這場意外衝擊的，不只是我們夫妻倆，還有我爸媽、岳父母。受傷當時，爸爸已經七十二歲，他把自己所有期待都投射在我身上。曾經是基督徒的他非常憤怒，覺得自己未受眷顧，因此產生更多怨懟。我知道爸爸一方面心裡很氣，可是看到我癱在病床上，卻又有更多捨不得。

當中醫師的爸爸，一直很得意自己堅持「從醫而終」——他要看診到自己死掉那天為止。

爸爸平日在台中自家診所看診，卻從我受傷後第一個月開始，每個週末北上幫我針灸，持續半年，很有意志力。他一開始搭客運、火車，後來因為經過苗栗三義會嚴重耳鳴不舒服，就改搭高鐵。爸爸當時耳朵重聽，又常會腹瀉和失禁，對他來說，這趟車程很辛苦，但他來台北的次數甚至比媽媽還多。

爸爸總認為，沒有他不能用針灸醫好的病，他也曾經治癒過癱瘓病人。他每次來，總會幫我針灸兩次，週六、週日各一次。週六，他會住桃園小姑姑家，也幫姑姑針灸，隔天再來台北幫我針灸第二次。

爸爸每次來幫我針灸都下猛藥，上面還會加電療片，而且將電療機器馬力開到最強，強到我癱瘓的腿都會大幅度抽動。除了電流特別強，針也特別長，爸爸用的是早期中醫用針的規格，一根針長達二十公分。當針深深插入我的肚子後，只剩三公分顯露在外。

針灸加上電療機，雙管齊下。但再怎麼厲害的技術，都趕不上爸爸希望我好起來的殷殷期盼。我可以理解他的關心，用這種方式表達愛意，我眞的很感謝他。只是，那時還沒有人知道，爸爸已是癌末。

回想起受傷後我們第一次碰面，爸爸在病榻旁居高臨下望著我，我還拍了好幾張照片，他就是一張嚴肅的臉、很少說話，我想他大概什麼話都說不出來吧。也許是對我的期待又落空了，總是掛著失落的表情。

儘管爸爸臉色不好看，卻只罵過我一、兩次。他罵我、也罵上帝，責備我們爲什麼要去北京，不過跟以前的脾氣相比，已經溫和很多；如果是以前的他，早就暴跳如雷，狂風暴雨般高分貝破口大罵：「你這個笨蛋！」

針灸期間，我跟爸爸聊了很多，雖然距離感仍在，但我覺得已經拉近了許多。我向他道歉，讓他擔心了。這些話要說出口很不容易，一方面我向來怕他，卻也因爲他對我要求很高，會讓我想表現得更好，這是很微妙的關係。

我知道，自己那張五百九十三分（當年滿分七百分）、考上台大醫學系的大學聯考成績單，爸爸一直壓在台中診間的玻璃板下，每逢病人求診，就拿出來現寶。

正是那張成績單，讓我過去始終與陰影同行。

因爲憤怒，更努力拚一百分

我的前半段人生，之所以能超越爸爸的期望，是爲了堵住他的嘴巴，這是由憤怒而生的動力。

我很羨慕別人父子之間能像朋友般相處，我小時候所處的高壓環境，不是美妙的教養環境。

媽媽原本是國中歷史老師，我進小學後，她就在家裡診所幫忙，負責掛號櫃台的作業。爸爸則是典型的東方父親，剛毅木訥，有時候會把對自己做不到的期待，放在兒女身上，甚至用極端高壓的方式要求我能戴上桂冠。

從小，只要爸爸控制不住情緒，就會打我打得特別兇。從幼稚園開始，只要犯錯或態度不佳，就換來一陣打，齊眉棍、鐵衣架打在肉上的痛楚，我永遠忘不了。我被打到哭，打到想跑，但還是站在那兒挨打。

如果我對爸爸有怨氣，不單是因爲被打，也因爲當我需要他幫忙時，都會換來一頓罵。我跟爸爸說身體哪裡不舒服，他都不肯讓我用西醫醫療處置。就像我從小學四年級開始近視，他堅持針灸、不讓我配眼鏡，直到國中一年級配第一副眼鏡時，雙眼已經各近視四百、六百度。

我一旦生病，就會挨爸爸罵，甚至有一段時間長期咳嗽，因爲怕被罵，卻又不敢咳出來，後來才知道是肺結核。但這次爸爸不用針灸治療，換成逼我吃中藥。

爲了不討打罵，我逼自己用功、也自我養成凡事要拿一百分的完美傾向。我還記得，兒時看電視一次只能看十分鐘，我從沒看過一部完整的卡通。小時候，我就喜歡做計畫，寒、暑假會自動自發讀完下學期的數學和自然科學課本，不是因爲我能力有多強，而是因爲有這樣超嚴格的爸爸。

我的第一名，是這樣來的。

如果當年可以打一一三（家暴專線），我可能考不上台大醫學系。當時我爲了堵住爸爸的嘴，就在課業上表現得比他期望還高。那種反抗是一種內化的昇華，我知道，只要超越爸爸的期待，他就不會打我、罵我了，直到我讀國中，雖然成績始終名列前茅，卻開始變得不一樣。

年輕人心中的憤怒，驅使我開始偷竊，那是我內心的黑暗面。

國中時，我會偷診所的錢，一開始從抽屜抽一張百元鈔，後來抽三、四張，到最後越抽越多。我每次偷錢，都是請同學打電動玩具，不是要帶壞他們，是我自己不太會玩大型電動機台，就跟著他們一起混，光看他們破關，我就很開心，這是我交朋友的方式。

有一次，我在早上七點出門前偷錢，竟然被媽媽看到，心想慘了，回去一定會被打死。等放學回到家，我曉得爸爸明明知情，結果他卻好像沒事一樣。最後媽媽對我說：「我不希望防家裡人，還要像防小偷一樣。」

從這件事後，我開始有了轉變。我體會到，自己本來應該被毒打，結果卻沒有被處罰。後來有了信仰才比較明白，原來這就叫做「恩典」。那一天，我突然體會到一種要珍惜的心情：原來，爸媽待我也沒太差。

能夠助人，讓我決心念醫科

考大學時，爸媽沒有要我一定塡台大醫學系，而是讓我自己塡志願；如果他們強制要求，當時的我反而會因爲執拗個性，做出反向的決定。

其實高中時期的我，面對聯考的心態很單純，對選讀大學科系與未來出路的關係也了解不多。現在回頭想，我當時只想先盡力考好聯考，再利用放榜後準備塡志願的幾週空檔，思考到底想念哪一科。

後來決定以台大醫學系爲第一志願。首先是我的成績很不錯，自然就先從醫學、電機等前幾名志願開始思考。然而不可否認，後來的選擇絕對是受到爸爸的影響。

從小我看著爸爸，雖然身爲醫生，他卻不以賺錢爲最重要考量，儘管沒有錢生活眞的很辛苦，但他反而和病人維持很特別的關係。

爸爸治癒的病人中，有些人連看診費都付不出來，我爸也願意不收錢，有時病患就主動回饋自己種的菜……，那是一種單純的助人。現在回想起來，我兒時成長路上，一直都看到助人這件事情。

當時我們住台中，有些罹患慢性病的病人會從台北、高雄特地來求診。有些勤快的人，甚至一週來一次，持續很長一段時間。

讓我感受深刻的，不是醫生爸爸的「名」，因爲他不是病人排長龍等著求診的名醫類型，有時候他也會責罵病人，所以病人不多，但願意接受他脾氣的，就會很死忠，最主要也是爸爸眞的在醫療上幫助他們。

當時塡志願，我思考了很久，我認爲醫生這個角色，眞的可以幫助人解決痛苦，才決定試試看。我跟爸媽說明了自己的選擇，他們也認同我的決定。

順利考上台大醫學系，爸爸沒有一句讚美鼓勵，可是我知道他很開心。獎勵我的人反而是舅舅，他也是醫生，送了我一套醫學百科全書。

和爸爸關係慢慢開始改變，是一九九七年底、我大學三年級受洗成爲基督徒以後。其實爸爸飯前雖然會禱告，卻不是虔誠基督徒，他有多神信仰，拜上帝也拜關公。

我過去被父親體罰的陰影很深，對不愉快的回憶一直無法釋懷，但受洗後，我試著體會他在我生命中的付出，學習去表達感謝。我開始跟弟兄學做飯，找時間回台中家做飯，並且寫卡片給爸爸。

「爸再見！」當我從台中回台北前，第一次把卡片給他，上面寫著「我愛你」，親他臉頰一下，表達我愛他，他驚訝到臉都紅了，看起來很開心。我在回台北的路上，心裡頭感覺很溫暖，大大鬆了一口氣。

我們過去都很壓抑情感，自從我大四開始，很奇妙的，每次我離家時，都會親爸爸，他也會回親我臉頰。

我不會永遠第一名

高中畢業爲止，我的學業都拿第一名，但進入大學後就改變了。

台大醫學系有一百三十位學生，這些人來自全台各地、港澳地區的菁英，不論我多極力爭取，永遠只有一個人能當第一名。我從大三、大四慢慢認清，不是只能從成績中找到自己的價值。

當然，我還是能感覺到爸爸希望我拿書卷獎，不過，我已經懂得抗爭。面對爸爸的強勢，我在電話中說不出口的心情，就用寫信代替。

在跟爸媽抗爭的同時，其實，我也在跟自我價值拉扯。當我取得信仰，我的價值更傾向於來自神怎麼看我，重新形塑看待自己的方式後，我才有力量去面對父母的期待。

我大三時，也就是有了信仰後的第一年，成績從八十五分掉到七十八分，平均掉了七分，甚至第一次差點被當掉。那是我追求信仰的過程中，親子間一次很大的衝突。

爸媽看到成績單後很生氣，質問我成績怎麼突然變這麼差，甚至責怪我因爲去教會才荒廢課業，那時我就察覺到他們的期望一直都在。還記得當時，我寫了封長信告訴他們：「你們的孩子並不是永遠的第一名。」

在信仰前半年，我開始懂得，自己在上帝眼中的價值，已經慢慢超過爸媽眼中在意成績的價值。

坦白說，我曾經冒出「幹嘛念醫學系」這樣的念頭，特別是大三、大四成績往下掉時。因爲醫學系課程需要大量背誦，當時眞的很掙扎，因爲背誦並不是我的強項，邏輯、分析和數字才是。

我自己的生命因爲《聖經》有了很大轉變，我也試著用《聖經》幫助同學、學長姐和學弟妹。我看到人們從《聖經》中得到力量、面對過去沒辦法面對的事物，對我是很大的鼓勵，開始思考要不要休學改走牧師、神職工作。

在大五時，我請教了教會當時的主任牧師覃思源，他讓我有機會分享自己內心的掙扎。現在看來他真的是我生命中的貴人，某種程度也像是父親的角色。他的意見在當時對我頗有分量，一方面他的歷練多、看得遠；很重要的一點是，他過去也在美國念醫學預科，原本要當醫生，後來卻成為牧師。

沒想到，主任牧師竟然建議我繼續當醫生，甚至還要選精神科。當時他就跟我說，再過十年，社會、人心將會變得很不一樣，憂鬱症會是二十一世紀的代表性疾病；即便在教會，單靠《聖經》的力量也沒辦法完全解決精神疾病。

我對人的生命或生活很感興趣，若是成為精神科醫師，就可以去探究根源，了解「人究竟為了什麼在受苦」。精神科算是未知的領域，也比較能照顧到「整個人」。因為專業醫學領域中，很多科別比較照顧單一器官，例如，心臟、肺或胸腔、胃腸等。只有精神科、家庭醫學科、急診科、復健科等少數科別，可以關照到整個人。

我在醫學系最後一年實習時，除了內科、外科、婦產科、小兒科是所有學生都得實習的科別外，基本上還可以自主選擇另外兩門，我特別挑了精神科和復健科。

我的初衷是，如果想要照顧一個人，就要從談話中去理解對方，才能接觸到對方的靈魂。如此看來，選精神科好像更能和自己的信仰結合。我甚至想，說不定未來在幫病患解決痛苦之餘，也有機會帶領他認識上帝。

如果不是這股想要助人的動力，我可能撐不完學醫這條路。就像我從實習醫師到住院醫師的第一年，白天要上班、晚上要值班，有時晚上病患不停找醫生，我根本沒辦法睡覺，隔天又要繼續上班，簡直快瘋掉。

那時候的情況又重新考驗自己：爲什麼我要走這條路？

我很喜歡《聖經》以賽亞書六十一章第一節所說：「……叫我傳好信息給謙卑的人，差遣我醫好傷心的人，報告被擄的得釋放，被囚的出監牢。」這不只是基督徒的信念，也很符合醫生角色，使我更篤定幫助人解決困難的信念，慢慢我察覺到自己想當精神科醫生，也是神給我一個重要的大方向。

父子有機會和解嗎？

回想成長過程，儘管被爸爸訓練成有禮貌、自我要求嚴格的完美傾向性格，也當上精神科醫師，但我心中一直有股不快樂的情緒。

接受精神科專業訓練後，我在理智上決定原諒爸爸，但情感上還是無法平復。我曾經很期待爸爸能爲過去的嚴厲打罵跟我道歉，也期待父子是不是能和解，有機會聽到爸爸心裡的話。

直到二〇〇九年重傷，有幸做爸爸的病人，在我住院超過半年期間，爸爸每個週末坐車往返，替我針灸治療。即使我已經進步很多，卻仍不如他預期，我們持續在病床上互動，對於父子之情，我漸漸有了不一樣的想法。

緊接著，爸爸也在同年年底病倒，長期腹瀉失禁，經證實是大腸癌末期。爸爸變得蒼老又抑鬱，有時愁雲慘霧，有時卻又偏執的樂觀，認定醫師一定是在欺騙他。

那是殘酷的一年。

在我們半哄半騙下，爸爸接受最害怕的手術，意外地死裡逃生，體會生

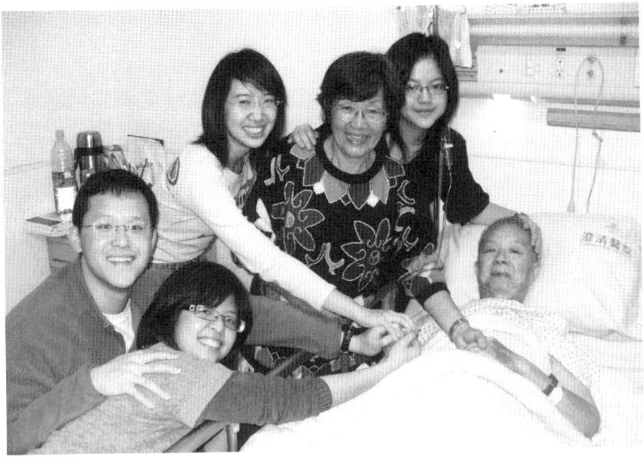
得知爸爸生病的消息，我們在爸爸床邊給他加油打氣。

命的喜悅。他開完刀有一度可以回家休養，回到家中二樓的房間；然而人虛弱到沒辦法下床，更別說下樓梯。

我最後能爲爸爸做的事，就是陪他說說話、鼓勵他，表達對他的愛與感謝，儘管坐著輪椅，家中也沒有電梯，我也想辦法去突破障礙，一階一階爬上樓。怎麼爬呢？

第一，先一手扶在第一階上，從輪椅轉位到第一階樓梯。

第二，將兩腿擺位好，像坐在樓梯上一般。每上一階就再把兩條腿陸續搬上一階。

第三，一手握住樓梯扶把，另一手放在上一階樓梯，用力一撐。

第四，再把兩腿依次抬上一階，坐穩。

好不容易爬上二樓，看到病床上虛弱的爸爸，我試著不去回想幼時經歷的創傷，想像自己看著爸爸費力地跟我們說抱歉，覺得自己做得不夠，我有股說不上來的感覺。雖然很想解開彼此心結，但我當時眞的覺得沒辦法、也不適合在病床上跟他聊過去對我的嚴厲管教。

在安寧病房臨終前，爸爸面對自己期待的大富大貴、長壽的夢幻破滅，曾

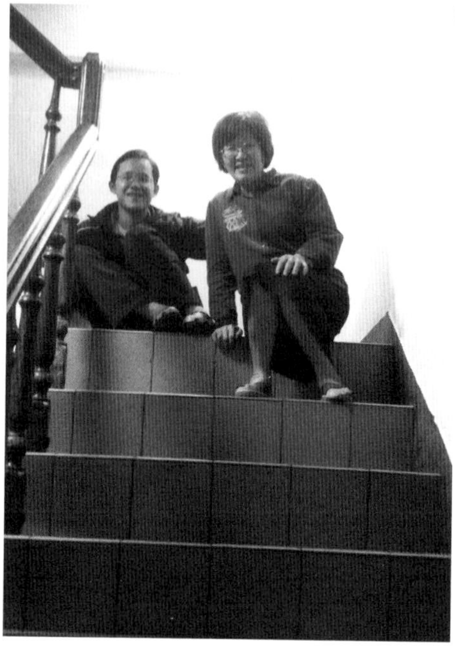

我嘗試用坐著的方式一階一階地撐上二樓，樓梯很高，很努力爬才到一半。

害怕地說：「我還沒準備好，還不想死。」即使已經給了我們最好的，他仍舊淚流滿面，遺憾沒能留下什麼錢財給我們。

隨著我們各自跟他表達感謝，分享這輩子他帶給我們美好的回憶、一起唱詩，爸爸也跟媽媽說：「這輩子最快樂的時光，是跟妳結婚的時候。」還向媽媽說出生平第一次：「我更愛妳！」

爸爸開始開口禱告，把握一次到教會的機會，走向台前悔改自己與神的關係，求神再次接納他，這讓我很驚訝，上帝竟然扭轉了爸爸的心。之後他身體每下愈況，到了最後兩週，已經神智不清，二〇一〇年四月十一日，他平安地離開我們。事後整理照片時，我們才意外發現，爸爸竟然是在三十九年前的同一天受洗！

記憶本來像雨刷，隨時間一刷一刷淡去，但在追思禮拜中，回憶爸爸過去種種，我卻歷歷在目。看完爸爸追思禮拜中「追思故人」投影片，一般人可能會想：「農夫變醫師，眞好命！」從小到大，我也聽過數次這樣的讚美：「你爸爸是醫師啊，那家境一定很不錯！」

但事實並非如此。

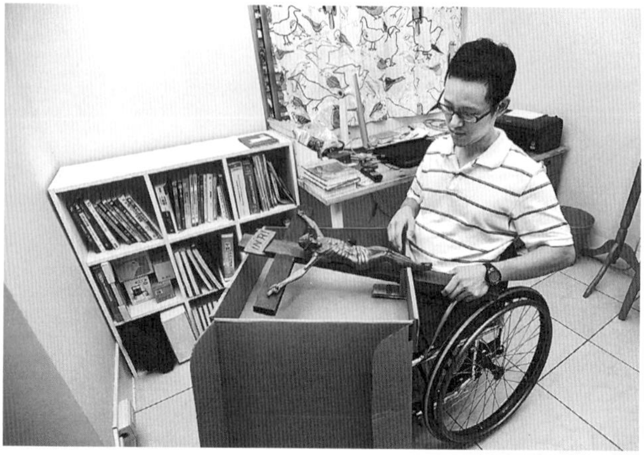

木頭十字架是爸爸留下的遺物，我把它仔細收藏在每天復健的房間。

爸爸因爲腳部受傷無法長期務農，三次考試才考上中國醫藥學院醫學系，比同班同學大十歲，念書更加辛苦，加上離婚被甩，畢業後考三次才考到醫師執照；考不到汽車駕照，腳踏車是他這輩子最喜歡的交通工具；北上創業失敗，兩次股市投資重挫賠上兩棟房子，一度走上歧途吃官司，被熟識的人兩次不公不義對待，他等不到算命師預言的大富大貴、這輩子會活到九十歲；晚年耳朵重聽、高血壓、輕度中風兩次，兒子受重傷，自己被診斷癌末……。

隨著經歷這一切，爸爸很快就放棄頭幾年接納的基督信仰，半輩子陷在對神懷疑、憤怒、甚至仇恨的困境中，一輩子越走越苦澀，越走越鬱悶。

過去的陰影，可能是痛苦，也可能是重新認識自己的機會。

終於明白，父親的愛不在嘴上

回顧爸爸一生，我才比較明白，一九三七年出生的他，也像老一輩在鄉下長大的人一樣，不太會講心事。當時爸爸躺在病床上，我陪他說話，跟他分享美好的回憶，雖然很少，可是在每個生命階段，我依稀還有些印象。

我想起父親沒說出口的愛。

我還記得，在小一到小三時，爸爸曾經北上開業，常常工作到很晚，下診後，會買烤雞屁股給我們吃的溫馨情景。還有一次是我大五時開車帶一家五口去新竹六福村，不常出門玩樂的他，竟然跟我們一起玩得很開心，這都是我們的珍貴回憶。

現在想起來，他的愛就藏在看起來不起眼、微不足道的事情。大六時，我爭取到赴美交換學生，才發現原來家裡因投資失利，負債近千萬元，加上一九九五年健保成立後，地方診所患者全跑去大醫院，病人數驟降，爸爸賺的錢少了很多，但他當時沒讓我們知道，而且我和妹妹的學費、生活費，仍不虞匱乏。

我在美國很節儉，早上吃麥片，中午吃醫院的餐點，晚餐買一個漢堡，中間夾的兩片肉，我還拿一片當隔天早餐，三個月下來大概花十幾萬，看似不多，但對家裡還是很大的負擔。當時爸媽只有拿房屋去抵押貸款借錢，每月要繳四、五萬元房貸，貸款利率很高，算一算，二十年要繳出一千四百萬元。

我跟大妹讀大學都是爸爸出錢，他也期待我們快點畢業……，隨著家中經濟情況越來越差，小妹就得半工半讀。原來，我當時大學打算多留一年時，爸媽很生氣，是因爲他們希望我趕快畢業，趕快賺錢。

家裡經濟壓力大，所以爸媽很節儉，但我每次回台中，爸爸總會去市場買好料加菜，餐桌上才會出現少見的新鮮羊肉爐和魚……。我後來明白，父親的愛不用言語，而是表現在對我們的物質供應上。

猝然來臨的悲劇讓我省悟，我和爸爸曾經對彼此失望，幾乎要放棄希望。回頭來看，如果我沒發生意外，人還在北京，不可能跟爸爸在病床上有更多談話，陪他走完最後一段路。或許他用的方式不是我所期待的，但爸爸對我的愛是肯定的，特別表現在他北上來照顧我的堅持中。我決定原諒爸爸，雖然，最終沒有得到他的道歉，可是我也體會到，人生要的是圓滿，不是完美。

這個決定讓我得到釋放。正印證了《聖經》的一段話：**「最要緊的是彼此切實相愛，因爲愛能遮掩許多的罪。」**〈彼得前書〉四章第八節。

世上本就沒有完美，就像爸爸不該期待我成爲完美兒子，我也不該期待他成爲完美的爸爸。對爸爸的生氣和憤怒，讓我生出一種想法：既然我爸媽是第一次當爸媽，我也是第一次當兒子，既然都是第一次，所以沒有誰能夠扮演好，都會犯錯。

或許，爸爸雖然曾因爲我沒交出一百分成績單而受困，所幸，我沒有繼續因爲被困住的爸爸，也深深綑綁自己。

誰能期待生命一路長紅，什麼又是善終收尾呢？神用爸爸的一生，向我們彰顯了豐盛的恩典與祝福。雖然曾經失落，我現在卻因爲這個經歷，內心充實滿足。

那曾經擁有的，就把握眼前有的；那沒有的，也要珍惜自己所擁有的！

因爲岳父母，才有了棲身之所

除了父子關係從掙扎到和解，我也很感謝兩邊核心家族成員，因爲我的滑雪意外，向我們展現了極大的愛與包容。

我從小就喜歡做計畫，就像我計畫在大七實習前結婚。因爲我急於完成目標，沒有顧慮岳父母感受，他們把述忱拉拔養大，卻被我莽撞逼婚，非常傷心，連帶影響我們夫妻和大舅子的關係，彼此足足七年不太講話。沒想到我受傷後，大舅子出力幫忙，岳父母也全心照顧我，幫助我找到棲身之所。

我想他們是愛屋及烏，愛他們女兒，也願意照顧我這隻烏鴉。

在我們第一年住院住到快崩潰、想要回家時，岳父把自己的書房改成無障礙空間，供我棲身。

神的作爲眞的太奇妙，讓我們之間的不愉快，因爲這場意外而有機會修復，述忱和哥哥逐漸能夠對話，這也是苦難中的祝福，讓述忱深深感謝。住院時，岳父常來探望我們，搬回家後，常煮客家排骨湯給我補充鈣質。

對於我的受傷，他心中很難過，卻用採買美味食物表達對我們的關愛，從未責備一聲，展現許多包容。

雖然岳母沒有明說，我也知道她對我重傷的難過。過去，岳母一向對我們照顧有加。她常常稱讚我是水準之上的女婿，各方面都好，一聽到我出事，她簡直不敢置信。意外發生那一天，岳母說她是樂極生悲。那天，岳母和兩個女生朋友出遊，回到家接到岳父電話，聽到我重傷消息的第一時刻，全身發涼。

岳母這四年來都不好受，一想到我出事心情就不好，至今仍心有餘悸。她覺得爸媽一手把我養大，養得那麼好，事業又快要有成，爲我深感不捨。

我的重傷，就像一朵烏雲在岳母頭上盤據不去，她把全副精神寄託在努力爭取經費、辦研討會……，用台大地理系教職的教學與研究工作來克服傷感，她強顏歡笑整整三年，才靠著時間沖淡沮喪。

直到有一次，岳母到醫院探望我，才發現在病友中，我的傷勢與復原狀況算是好的。她拿巧克力請其他傷友吃，對方竟然連巧克力都沒辦法拿進嘴巴裡。岳母說，原來我很幸運，臉上和外表都看不出來有傷，也不像有些病患連笑都笑不出來，甚至躲起來不敢出門。

岳母一直告訴自己，凡事正面看待就好。如果怨嘆，那就眞的是無止境的負面循環。感謝岳母有如此正面的心態，面對我們的失落。

媽媽，支持背後的支持

我記得在台大住院時，拍了一張媽媽幫我推輪椅的照片。

當時我們嘗試在週末出醫院，第一次到二二八公園走走，我戰戰兢兢地嘗試坐輪椅到醫院外面的世界，體力還不夠好到能夠自己來，需要旁人的協助。感謝在媽媽的協助下，順利地探索成功；但是，從媽媽的角度，要她幫孩子推輪椅，承受別人的眼光，心情調適上相當不容易。

我知道，媽媽每次都忍著心痛來台北照顧我，可是她並沒有把自己心裡面的情緒重量爆發出來，加在我身上；反倒是她會一直看我們有什麼需要，全力配合我們。

後來才知道，爸媽的愛，不在他們對我說了什麼，而在忍住不說什麼。

其實四年前，對媽媽來說是很刻骨銘心的一年。

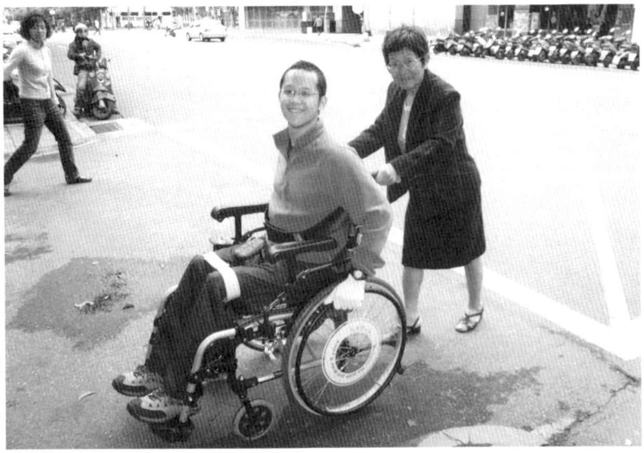

媽媽幫我推輪椅，第一次到醫院外走走，我們都要調適自己，承受別人的眼光。

○九年年初，我在北京滑雪出了意外，造成胸椎以下完全癱瘓；年末，十二月三十一日，爸爸又檢查出大腸癌第三期，三個多月後就過世了。

我們在順利時，當然會感謝神、對神有信心，可是當我們面臨失敗，尤其本來眼看就要成功了，結果上帝卻讓我遭遇不幸，功敗垂成那一刻，眞的是信心大考驗，很容易喪失對神的信賴。

當時，媽媽一個人留在台中，身上又揹負八百萬元的房屋貸款，她很失落，不斷自問：「爲什麼我要承受這麼多變故呢？」幸好台中教會弟兄姊妹常去關心媽媽、替她禱告，短短一週內台中房產順利出售，解決了債務，也讓媽媽大大鬆了一口氣，能夠搬來台北和孩子一起住。

然而，即使決定來台北時，要離開熟悉的台中與親戚，媽媽的心還是像浮萍一般，漂浮不安定。

有一度，媽媽壓力滿大的，當時我們新家還沒準備好，她暫時跟妹妹們住，沒想到發生一些摩擦，讓她覺得很沮喪，哭著想回彰化去。我知道，媽媽不希望麻煩別人，也害怕被孩子拒絕；我的殘疾也讓她覺得像是自己的失敗，不知該如何面對親戚與熟人，一度感到羞愧、想躲起來……。

那時候她的心情眞的滿糟的，剛好我們安頓好新家，就主動開口邀媽媽和我們住在一起。沒想到，和媽媽生活在一起，對我們而言是更大的祝福。這個家能夠運作，媽媽扮演很重要的角色。我已經十五年沒和媽媽住在一起，能再吃到媽媽的飯菜，那記憶中熟悉的味道，讓我重溫被親人照顧的幸福。

媽媽常協助我們各式各樣家事上的需要，因爲她的隨和包容，婆媳關係非常和睦融洽，一個不時傳出笑聲的家，成爲我們安心的後盾，我和述忱對媽媽都充滿感謝。

我平時有復健拉筋等需要，當媽媽照顧我時，述忱就可以比較放心去工作；奇妙的是，情感上，我也能夠分享一些《聖經》中的信念，試著去安慰和鼓勵媽媽。

這段時間，媽媽開始看《聖經》，並從中得到安慰，再加上教會中撒拉團契的媽媽們無私的關愛與友誼，媽媽漸漸走過那段低潮。

我沒有想到，媽媽後來竟受洗成爲基督徒，也不再擺出愁苦的臉，逐漸拾回喜樂的心。現在，媽媽重新和過去同學聯繫上，也和台中親友保持很好的關係，情感上的需要因此逐漸被滿足。

她也有了新的生活重心，早起運動，游泳、爬山健走、單車、太極拳樣樣都來，也學習日文會話與日本歷史。每週，她和撒拉團契的姐妹們一同研讀《聖經》，還是英文版的！她精彩的生活，教我們羨慕。

終於，她喜歡上台北的生活，有辦法在台北安定下來，我們很爲她高興。

這一切都非常不容易。

磨難，有時其實是化了妝的祝福。這讓媽媽學到，即使遇到不好的事情，也能選擇正面態度來面對。一如印度詩人泰戈爾所言：「你爲錯過了太陽而流淚，就會連星星也錯過了。」祝福或詛咒，全在一念之間。

回首過去四年，媽媽發現，神的安排背後有美好的旨意，神從來沒有讓她承擔她擔不起的擔子。就在我出事前三個月，大妹再度向媽媽傳福音，讓媽媽能夠透過信仰與禱告，有能力忍受我癱瘓、爸爸接著過世的雙重打擊。

這些經歷都讓媽媽深信她也是被上帝揀選的，因此在二〇一一年受洗，重新找回信仰。

正如同《聖經》哥林多前書十章第十三節所說：「你們所遇見的試探，無非是人所能受的。神是信實的，必不叫你們受試探過於所能受的；在受試探的時候，總要給你們開一條出路，叫你們能忍受得住。」

這對我們母子都是重要的應允，然而這不只是基督徒的特權，而是對每一個人生命當中的祝福。

那條路不是那麼容易發現，可是，它卻一直都在。

第3章

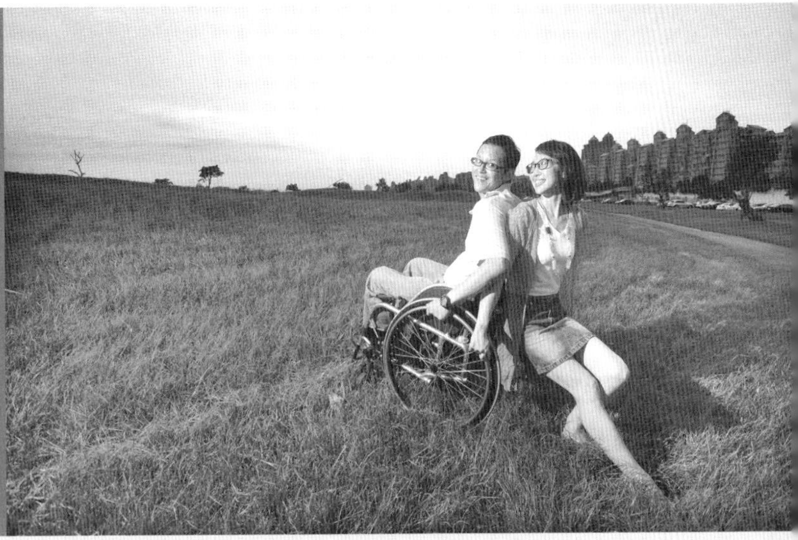

因爲愛，從沒想過放手

有種東西叫物體恆存，愛也是這樣，
有時當下會覺得對方講話很傷人，
可是我們忘了物體恆存，愛是一直都在。

就是在患難中也是歡歡喜喜的；

因爲知道患難生忍耐，忍耐生老練，老練生盼望；

盼望不至於羞恥……。

——《聖經》羅馬説五章第三到五節

我們夫妻倆，一位是精神科醫師，一位是社工，但從二〇〇九年一月一日起，每一天，都是一場戰爭；對病痛、對信仰，甚至，是對自己的戰爭。生命，要我們離開習慣的安全模式，在無助中，看見自己的軟弱，去尋得眞正的解答。

脊髓損傷辛苦的地方，除了不能動，還有從受傷那一刻起就開始失禁，大、小便沒辦法控制。我每天都得包尿布，平均每三到四小時換一次。重傷初期，我每天一起床，逑忱常常連一口水都還來不及喝，就要面對躺在尿中的我。她每天必須換個不停，從床單到我身上的衣服，全部要換掉。

命運，把我們緊緊綑在一起。

我那時候，常一會兒跟逑忱說自己又尿濕了，當她迎面走過來時，又說自己口渴，幫我再去倒一杯水。爲了隔絕尿水滲入床墊，她會在床單和床墊中，鋪上一張防水「中單」，可以隔絕水滲到床墊。爲了怕我太辛苦，換尿布時，她很體貼，盡量讓我做最少動作，我只要翻過去再翻回來，兩分鐘內，她就可以把我的尿布、褲子、中單、床單全部鋪換好，動作非常熟練。

可是她要換的東西實在太多、次數太頻繁了，因爲我的尿多到就算鋪了中單，床單還是濕掉了。

「如果我離開，他可能就會死了」

述忱曾比喻我像一棵植物，她則是水。「如果我離開，他可能就會死了……。」她形容。

在旁人眼中，我們是患難中見眞情，但是，人的忍耐畢竟有極限。

我受傷第一年頻繁住院期間，健保負擔了多數醫療費，但同一醫院住院上限三十天的通報規定，讓幾乎以醫院爲家的我們，必須不停轉院。

每到一間醫院，都要面對新的照護環境、醫護團隊，甚至又診斷出身體各方面指數變差。最常遇到的情況是，這個月，一位醫師說我的身體是完全損傷，下個月，另一位醫師又重複說一樣的話。這對我們來說，無疑又是一次打擊。

我想起以前到復健科實習時，是跟在老師背後學習的實習醫師，曾照顧一名四肢癱瘓病人，親眼看見對方的鬱鬱寡歡；現在，自己也成了被宣判終生癱瘓的病人。

命運真奇妙。

我重傷前，擔任社工的述忱，懂得幫案主辦身心障礙手冊，然而〇九年三、四月，她服務的對象變成自己的丈夫。當她去領重度身心障礙手冊，代表我的病情再被宣判一次，她要再次接受我癱瘓的事實、再次承受同樣的傷痛。

這種挑戰、內心的掙扎一直糾結在心裡。緊繃的情緒日夜堆積，若沒出口也會潰堤。再加上不停轉院，我們就像跳棋一樣跳來跳去，都讓她心裡難過，看不到未來。

曾經，她想跳下捷運月台

那段時間，述忱覺得自己的人生崩裂了，不只美好的家消失了，連上帝也彷彿離她而去。她曾覺得上帝好像在一旁冷眼旁觀：「對啊，我就是要看妳這樣，看妳在這種情況下還能怎樣！」

那是述忱最低潮的時期，甚至在前往領身障手冊的路上，看到捷運列車迎面駛來，她一度衝動地想跳下去，彷彿這樣，可以不用再面對這一切。

當時，述忱站在捷運月台前，手機突然響起。教會好姊妹世光打來，正巧問她：「妳好不好？」

「我不好，」誠實回答對方後，她難過地哭了。

在述忱最沮喪時，旁人善意像黑暗中的燭火般，光亮了她的世界。

後來，述忱讀到一本書《做傷心人的好朋友》，書中提到，很多苦難並非神故意讓它發生，而是魔鬼的詭計。魔鬼想讓我們失去信心、失去希望，想讓我們不想再愛、也不想去信任。述忱開始以疾病、病痛、醫治這幾個關鍵字，認眞查線上聖經，從中找答案。

有一次，我尿溼床單、述忱替我鋪床時，我剛好讀到《聖經》裡有一篇說：「你們這些憐憫貧窮的人有福了，因爲你們在患難中，神必親自爲你們鋪床。」我趕緊跟她分享，我們都很驚喜《聖經》竟然寫的那麼細，跟我們的醫院生活一模一樣。

領悟到上帝的態度絕對不是束手旁觀，述忱的心開始安穩。

愛能遮掩一切過錯

其實，我滑雪意外重傷，逑忱有很深的罪惡感。

不只因爲她看著我出意外，還因爲我挑戰中級雪道高難度坡道前，問她要不要陪我滑一段，被她拒絕後，我去找另外兩個教會弟兄陪同，這才發生意外。逑忱認爲，如果當初和我一起滑，或許就不會出事了。

在榮總動手術前一晚，逑忱終於告訴我，她有多麼的自責與難過。因爲第二次手術一樣要全身麻醉，她又要再次面臨我可能死亡的風險，就怕以後再也沒有機會說抱歉……。

出事以來，逑忱全心照顧我，形影消瘦，我從沒想過她還承受了這份內疚。我趕緊告訴她：「愛能遮掩一切的過錯。」也許這場意外裡，我有錯，滑雪場有錯，她無法阻止這些錯誤的發生。但是，神對我的愛，她對我的付出與犧牲，家人、教會對我們的支持，早已遮掩了一切過錯。這是《聖經》箴言十章十二節說的。我安慰她，如果眞有什麼過錯，也早就被神的愛所包容，淚水中逑忱點點頭，終於慢慢放下。

身旁許多的善意，猶如在沙漠中的雨水般，一點一滴，鼓舞著我們。看到這麼多人愛我們，得到這麼多關心，述忱相信上帝自有最好的安排，也讓她從軟弱中重新找到力量。

在醫院整整待了一百二十天後，我短暫回岳父母家休養。原本滿心期待回家的我們，再度受到考驗。

這次魔鬼玩弄的，是我那完美的自尊心。

忙屎忙尿，整整七天走不出房門

二〇〇九年四月，我回家，家裡已經改成無障礙空間。整整七天，我卻連房門都出不了，很鬱悶。不是心裡不願意，是我做不到。

回到現實世界，面對自己的殘缺，並不容易。

每晚，我會設定鬧鐘，到了半夜請述忱起床幫我翻身，又因爲擔心長褥瘡的壓力，我會翻來覆去、睡睡醒醒；早上醒來，我就發現自己躺在尿裡，述忱要費力把我推進洗手間清洗全身，接著換新床單。忙完這些事，都接近中午了，吃完午飯後，還要拉筋來維持關節活動，避免關節攣縮、骨質流失。接下來，又到了要小號的時候。光處理這些大號、小號、拉筋，我的一天就過完了，根本沒有辦法走出房門。我不看好自己的未來，沒有什麼值得期待的。

還記得一天中午，我懊惱已經回家一週，還是過著看起來沒有生產力的生活。窗外風吹著樹梢，多明亮、多自由，我在陰暗的臥室裡，相形見絀。我為自己的微不足道，在陰暗的臥室，忍不住落淚……。

受傷後最挑戰的是，連自己要喝一杯水，這樣的小事都辦不到，完全要靠別人幫忙。當時的念頭是，我永遠都走不出這個房間！就算自己能推輪椅出去，狀況再好，也不過推個八分鐘，就在路邊喘氣了。這樣的聲音，在耳邊不停歇地低語。

黑暗，漸漸成了我的知己。

潛藏在我心中的恐懼，乘機佔到上風，我爆發了！

住院第五個月時，有一次，述忱與朋友聚餐，教會的弟兄來代班，陪我復健。述忱比約定時間晚了五分鐘回來，看著時間一秒一秒過去，我對弟兄很不好意思，如坐針氈，心頭冒火。她出去兩個小時，只不過晚五分鐘回來，我已怒火中燒。

等弟兄離開，我氣得搥牆壁質問：「妳爲什麼遲到！」

「應是手表有誤差……，」述忱還沒說完，一氣之下，我便又跌又撞的，自己硬爬上輪椅。「妳不要幫我！」我接著大吼，踉蹌下衝出病房，連同房的老伯都嚇到。

「五分鐘有那麼嚴重嗎？」我事後知道，述忱想爲自己辯駁的念頭，還來不及升起就被澆熄。當下，她因爲擔心我的安危，放下自己的情緒，馬上追出去，看到輪椅上的我，停在一道圍牆前。

咫尺之隔，我們各懷心事。

我氣憤受困的自己，我的人生就像有一堵無形的牆，把我困住。那一刻，我心裡一度對上帝生氣，我哪裡都去不了，我被身體和心困住。

眼看著，我就要失去述忱，失去一切。

其實我眞正不能接受的，是我爲什麼坐在輪椅上？雖然理智上知道，要緊緊抓住、揹起我的十字架跟隨神，可是還是會難過、哭泣。

如果能夠不要妳幫忙，該有多好

在那小小的花園中，我開始對天禱告。

我對逑忱發飆，跟她講不要幫我，心裡其實眞正想的是，能夠不需要妳幫忙就好了。對我而言，那是一次重要的自我察覺。以前我喜歡給予，現在卻要常常開口請別人幫助我，這眞的很難。

從小到大，我被訓練成強者，掩飾自身的軟弱，我這才發現自己內心最深的軟弱。

就像芬蘭治療師赫爾斯頓（Tommy Hellsten）在《投降的勇氣》（*Courage To Surrender*）一書中指出，這是一種由人們集體打造出來的堅強文化，從小，每個人都被教導，唯有強者能夠倖存，弱者只有撿剩菜的份。於是，「羞恥，就像是一頭飢餓的猛獸，潛伏在愛的腳跟。愛只要一搖晃一減少，羞恥就會攻擊。」赫爾斯頓形容。

原來，我不能接受自己需要幫助的事實，這正是我要努力學習的功課。

一個人唯有願意承認自己最深的軟弱，才能靠近自己，也靠近別人的生命。否則，怎麼也無法越過堵在前面的那道牆。

唯有從頭學起，我才能行過這片黑暗。

我轉過身，看到述忱在不遠處等我，我向述忱道歉，兩人都哭了。

就在我面對軟弱的同時，我知道自己被接住，不會再往下掉了。我也暗自告訴自己要積極復健，哪怕有多一件自己可以做到的事，也好。我後來才清楚，自己當時是想開了，放心將幫助自己的機會交給別人，而不覺得羞恥。我給別人幫助我的機會，也創造一個別人可以幫我的機會。也許，這是一種更高明的付出。

雖然已經明白，但我還是要常常調整心態，不是一次就能做到的。

我讀到一段經文，正好能說明我的心境。那是〈羅馬書〉五章第三到五節：「就是在患難中也是歡歡喜喜的；因爲知道患難生忍耐，忍耐生老練，老練生盼望；盼望不至於羞恥……。」

「你去幫上帝傳福音，還受傷回來？」大家都容易這樣聯想，也很多人這樣問我。命運無常，有時不能照著計畫走，開始時還會努力突破困境，隨著烏雲密布，就會變成掙扎，卻不曉得尋求幫助。

其實在絕望中，也許反而是成長的開始。就像中國人講絕處逢生。

永遠記得，我原本可能更糟

我是基督徒，哪怕我心裡有疑問也不會罵上帝，也每天讀《聖經》。從讀《聖經》裡我去認識祂，透過《聖經》與聖靈的感動，更清楚上帝的旨意。當我體力很差、沒辦法讀《聖經》時，也會請別人讀給我聽，這是很有力的支持。

我相信苦難背後有很多神的祝福，但我不一定馬上看得到。可是我留一個空間給上帝，上帝也還留一個空間給我──祂讓我活著。

當我撞上滑雪道鐵杜的前一刻，神讓我翻了身，否則我早就頭撞鐵杜離開這個世界。我一直記得，我可能更糟，所以要耐著性子忍耐，等待神的祝福。

從讀經和每天禱告中，我好好重新去認識這個上帝，心態不再憤世嫉俗，不再有很多的抱怨。這是我順服的一步。祂就像我們的慈父，我們就像一群迷途的羊，有牧羊人耶穌帶領；祂也是公義的法官，我們覺得世界不公義，最後終將有一個公正的審判。

我所認識的上帝，擁有這些神性：仁愛、憐憫、信實，祂的應允不會落空，全知又全能。全知，是祂知道我們每一個人在想什麼；全能，是我們生命中沒有祂不能解決的問題。當我再次深刻認識後，我的心充滿更多力量，後來，我們也決定不回北京追究滑雪場的過失。

有時候我分享自己走出低谷的經驗，大家會想，只要這樣就行了嗎？有時人一直陷在意外當下的情緒，不斷地問：「爲什麼？」當這個念頭占據了九九％的心，他已經對上帝派來的天使視而不見。也許是醫生、護士，也許是他的伴侶、父母，關心他卻不得其門而入的朋友，一直深陷在自己的煩惱中。

當我心裡受困，看著窗外燦爛的陽光，其實就好像《聖經》馬太福音四章第十六節說的：「那坐在黑暗裡的百姓看見了大光；坐在死蔭之地的人有光發現照著他們。」凡事正面看待、心存盼望，這是件多麼重要的事情。

當你發現自己坐在黑暗當中，被孤獨和沮喪所包圍，沒有辦法穿越，你知道靠著自己、靠著身旁的人，仍看不到任何一絲希望。可是很重要的是，因爲神，能夠看到大光，給了我一個方向和出路。

兩次住院間的回家經驗，讓我明白現實生活中種種不易。沭忱爲了照顧我，眞的耗費太多心力，充滿保護的醫院跟家裡環境實在差太多，家裡只有沭忱一人擔負重任，所以，等我又要回醫院前，就有了心理準備，要學著更加獨立。

就這樣，我天天辛勤復健。不過六、七個月，我就從第一次可以自己穿襪子、褲子、從床上移到輪椅等開始，到一天可以做一百下仰臥起坐，拿助行器等輔具練習站立，以這樣的進步，算是非常理想了。每個進步，都讓我的盼望越來越堅實。

這是我試著學會愛自己，進而愛沭忱的方式。

因爲被愛著，有了奇蹟

這份奇蹟，來自於愛。我發現，在愛裡，沒有羞愧，也沒有懼怕。即便面臨萬丈深淵，但因爲這份愛，我相信自己不是孤苦無依的，是有人攙扶的；勇氣，油然而生。

我和述忱間常常談話與分享，我們一直在幫助彼此，學習去看待當下的處境。

例如，要怎麼適應我的健康狀況？求職該怎麼辦？要不要生小孩？我們原本想在北京工作，也想生小孩，但是因為這場滑雪意外，原來的人生規畫全被打亂，要重新調整。

一度，述忱也對這種狀況很沮喪。有次，我問述忱會不會想要小孩，她當時正在幫我洗尿溼的衣服，疲憊中，她有些脾氣地回答我：「這樣小孩要換尿布時，我要先換你的還是他的，你告訴我？」

我愣住了。

現在想來，我那時候每天起床，都像一場又一場的打仗，我們都很累。述忱的負荷量已經很大，聽到我提起生小孩，才毫不掩飾說出想法，她也知道我沒有要強迫她。

受傷三年後，我們又開始想是不是真的要有小孩，去年甚至邊禱告，邊試著照顧朋友的小孩，體會實際帶小孩的生活。結果，最後都是我累倒在床上，大呼不要、絕對不要！現階段眞的不太合適。我已自顧不暇，最後照顧重任又要落在述忱頭上，我不願意她受苦。

後來述忱在《聖經》上看到一段話，講說你們是什麼樣身分的人，就要接受自己所擁有的。那段話啓發了她，不要一直跟別人比較，認爲有小孩就會比較好。她很被安慰，知道要對自己的狀況知足，並且在當中去體會神給我們的路，不要去強求。

我愛她，讓她適時喘息

過去我們都很獨立，是兩個個體，容易各忙各的。

當兩個很有能力的人在一起，看不出來對方明顯的需要，要介入對方行事作爲也不見得可行，比較少需要對方的幫助，也常會有摩擦。受傷之後，很明顯地，我喪失了全部的能力，打破了原本的相處模式，很多事情都要向述忱開口。

我剛開始都說：「親愛的，可不可以拜託請妳幫我……？」後來我只講：

「親愛的，請你幫我……」，用更直接和乾脆的方式表達，不害怕被拒絕，逑忼也不會覺得被我的需要掐住，我們開始學習拿捏平衡點。

我知道逑忼很願意幫忙，她很有耐心，我不必太客氣；過去我很不好意思開口請別人幫我，我卻從她身上練習，在我能夠把所有事情做得比較順之前，很多事不得不請她幫忙。可是我也知道要愛她，因爲她也有極限，需要適時喘息，我必須幫她調適。

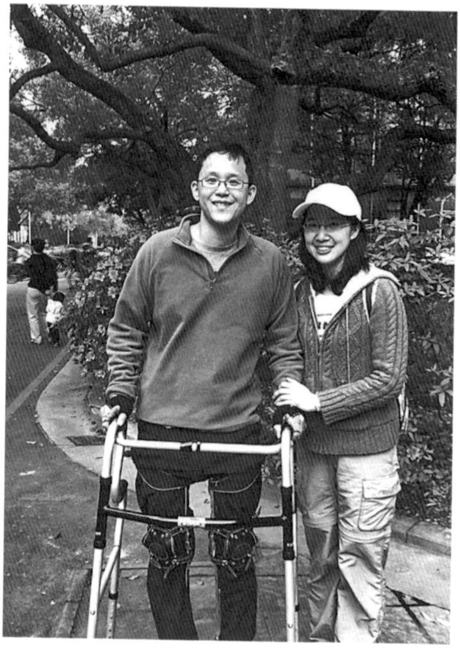

2011年3月，意外二年多後的春天，逑忼和我到台大練走路、透透氣。

我還在榮總住院時，述忱發現自己體力變得很差，決定去運動改善。剛開始一週有一、兩天去打有氧拳擊，等過了發洩期，她就改跳拉丁舞，持續運動習慣至今，我非常支持她。

一年前，她也重拾音樂的興趣，開始上一週一次的聲樂課，最近又去上流行音樂、教會司琴伴奏、爵士鋼琴課。我脊髓損傷後心肺功能變差，肺活量只有一般人的六〇％，講話超過一個小時就容易啞，每次看診回來都是啞的。體貼的她還帶我去上聲樂課，學習聲樂發聲方式，試著用較不費力的方式講話。

我們不停修正彼此的相處模式。很感謝述忱，沒有因為我癱瘓而離去，另一方面，她扶持我、陪伴我，我反而體會到自己不一定要在夫妻關係裡當超人：什麼事情都要想得比她多、比她遠，做得比她好。述忱也逐漸接受現狀，她會跟朋友說，我不再單純是她的先生，同時也是病人。一開始是感傷的，後來她越來越接受自己的處境，更加坦然面對。

其實，我的強人形象被拆掉，兩人關係反而比以前更自在、更和諧。我只要察覺到述忱有任何不開心，就會耐心傾聽、引導她說出來。

很多電視劇情節，男主角常在受傷後說：「我不愛妳，討厭妳，給我走，不要妳同情！」結果對方委屈又生氣地走了。可是在我們眼中，那是很可惜的。

在我住院復健期間，有一個騎機車發生意外的脊髓損傷傷友，當時他太太剛生完老二沒多久，非常愛他。但這位傷友卻非常憂鬱，一直說服太太離開，造成太太很大的困擾。於是，我們就在病床陪他們禱告，翻經文鼓勵他，要接受太太的愛。

我和述忱沒想過離開對方，頂多是岳父幫太太保的保險到期，匯款到她戶頭時，她曾開玩笑對朋友說：「眞想帶著我的存摺去峇里島，消失一個月再回來。」

我們的婚姻觀是在教會建立的。我們深信，婚姻關係是兩個人從此合而爲一，從結婚那一刻到死都不會分離。甚至述忱的碩士論文寫的就是信仰對基督徒家庭決策的影響，探討基督徒的婚姻觀。

我們的信任從每一天相處而來，透過分享對彼此坦誠，面對壓力甚至試探時，都有身旁朋友幫助。我們的婚姻，不光是靠兩人來維持。

《聖經》有段話說：「神所配合的，人不可分開。」我如果只用自己有限的愛去愛太太，很快就枯竭，我也沒辦法滿足她所有需求。然而上帝給我信心和力量，去實踐陪伴對方一輩子的婚姻誓言。

我們並非被誓約綁住，也不是被強迫；而是試著在體會和實踐出那個誓約，我們一起面對未來，不會有哪一個人先抽身離開。

我們不悲情，常常苦中作樂

以前我們站在一起，我長得比述忱高，她可以小鳥依人，現在卻要適應我比她低。並且，我們不能手牽著手平行走路，述忱一定要走在我後面，當那個推輪椅的人，她變得比我高，很多事情一定要彎下腰來做。

述忱要適應的心情很多，眞的很不容易。然而，她卻常常用喜樂的態度面對，充滿幽默感，還常常開我玩笑。

我前陣子住院，原本述忱在醫院樓下幫我辦事，後來我因爲發燒畏寒，全身開始發抖，趕緊call她回病房。當她衝上來時，我就邊說邊唱：「I can't live without you.」

然後我一邊發抖，一邊對她喊著：「Rose」。

述忱卻吐槽我自以爲是《鐵達尼號》的帥哥男主角傑克，她說：「電影中的傑克是要救Rose，不是自己在那裡發抖。」

「傑克不是全身發抖，然後凍死沉下去？」我說。

述忱又說：「重點是傑克爲了讓Rose得救才犧牲，你卻是自己在那邊凍死。」

好啦，但不是很像嗎？

我們很享受苦中作樂的生活，其中苦少、樂多，甚至意外之後，反而快樂比較多。

述忱沒當媽媽，可是照顧我，卻要她把屎把尿。喜歡足球的人都知道黃金右腳，她笑稱自己有「黃金右手」，不是她右手很厲害，而是她右手常要沾到黃金。

大家形容一個很了解對方的人會說：「我是你肚子裡的蛔蟲，」述忱因爲長期幫我挖大便，就說：「我不只是你肚子裡的蛔蟲，我還是你菊花裡那根手指。」

這是她的幽默感，是我們之間的笑話。

述忱也常戲稱我們的人生爲：「我那屎尿未及的人生！」因爲我們常常沒料到，下一刻我又大小便失禁了，眞糗。人生已經夠苦了，我們不希望悲情面對，而是很歡樂、很樂觀地過每一天。

以前我們都很有能力，可以付出給別人很多，很少體會到缺乏。可是當我們人生缺了這麼大一塊，當接受到付出的時候，就好像走到了沙漠，終於知道雨的珍貴。原來，沒有匱乏，不會知道恩典就在身邊；沒有失去，就不會擁有。這份警醒，讓我們在苦難面前，更

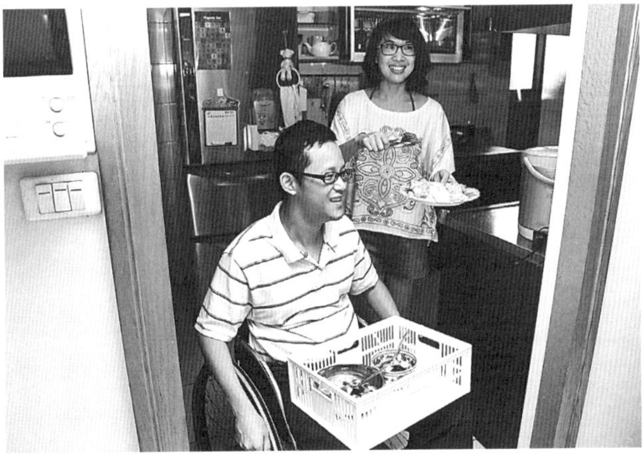

週六早上，述忱張羅餐點時會準備籃子，請我把早餐端到餐桌上，很像服務生。

能學著幽默以對。

我沒事也會幽自己一默。住院期間吃一種藥，尿液會變橘色，我就跟述忱說：「我是芬達製造機！」只要給我一點水跟那顆藥，我可以製造出芬達。這讓述忱樂開懷，她覺得我好好笑，既可愛又很有深度，跟我在一起可以看到生命當中很多很好玩的地方。

看來，良藥有心藥做藥引，更能發揮療效。這份源自愛的勇氣，讓我們能把恐懼轉爲祈禱，生命之歌越唱越嘹亮。

當我重傷後第八個月，大部分生活能逐漸自理後，便決定結束以醫院爲家的生活，述忱也在隔月重回職場。

我們漸漸朝正常生活邁進。我們深知，眞正的愛，不是互相綑綁，把自己的責任推給對方，或讓對方代理自己的生活；眞正的愛，只能活在徹底的自由中。

雖然以外界眼光來看，我們是倒退，事實上我們卻一直在前進。而且我們一起成長，活得很開心。

第一次相遇時，我是被述忱討厭的人

我回想起，十五年前我們第一次相遇。

述忱大學時第一次來教會，我是她第一個在教會中最討厭的人，可是最後竟然嫁給我，或許，人眞的不要太鐵齒。

那時，述忱聽教會姊妹的提醒，看到人要打招呼，當她對著我熱情說：「嗨」，我卻因爲害羞，只顧著跟她身旁的教會姊妹打招呼，又說要去準備考經文的事，藉故離開現場。我那嚴肅的性格，當場被述忱歸入黑名單。

我當時胸前口袋一定有一本小筆記本，還插一支筆，聽到什麼都拚命做筆記，連跟人交朋友也不例外。述忱則對人的記憶力很好，很能跟人打成一片，我完全被她看扁……。

直到在教會上課，述忱在課後聽到我的分享，才慢慢對我改觀。我是台中人，北上求學，每週固定打電話回家，又寫卡片關心妹妹，這些事都讓她非常感動，開始被我吸引。

述忱自認性格三分鐘熱度、小聰明，很難持續做同一件事情。加上有一段時間功課不好，她驚覺到要培養有計畫的學習習慣，因而發現我的意見幫助最大，也常從我身上反省她自己，我們個性剛好互補。

在教會認識四年後，我大學畢業前，我們就結婚了。

「愛」看不見，但一直都在

意外發生當年、二〇〇九年十一月感恩節，我們去參加朋友的晚餐聚會。當時，我剛換新輪椅不久，可以自己推，沭忱則穿了高跟鞋。我當時不知道，新輪椅的速度比較快，她穿高跟鞋有點跟不上，在後面有點踉蹌，一時之間離我很遠，沒有安全感，當下就生氣了。

上了計程車，看得出來沭忱很不高興。她怪我是不是故意推快輪椅，翅膀硬了，就想飛了。明明是感恩節，結果我卻不懂得感激，只想遠離她。她可是付出體力、時間來照顧我，那幾乎就是她的全部生命。

我只笑了笑，若有所思，沒有多說什麼。

後來，感恩節晚宴後，當大家交換卡片，我拿出事先寫好的卡片給她，告訴她，我非常、非常感謝她，在這一路上對我這麼照顧，她是我這輩子神給的最珍貴禮物。她看完就哭了。

述忱後來常分享那次的經驗，給她身旁的女生。

她體會到，有種東西叫物體恆存。連小孩都知道，譬如我用手把臉遮住，雖然遮著，我的臉還是在。愛也是這樣，有時當下會覺得對方講話很傷人，可是我們忘了物體恆存，愛是一直都在。

受傷後，我和神的那份關係讓述忱很感動，以我為榮。述忱曾說，我們的婚姻就像兩個人在一艘船上，我就像掌舵的船長，我對神很有信心，掌舵很有方向，可以帶領著她。

她認為，如果我對生命沒有一點盼望，她的疲累大概會加倍。

我很愛述忱，她很漂亮，她對身旁人的關愛，很真誠、很有行動力，願意把對方的需要擺在自己之前，願意犧牲自己去付出。我也很欣賞她很愛上帝，也很愛《聖經》的話語，常常能把這些話語用在生命中。述忱很有音樂才能，歌聲很好聽，受傷後我有一段時間常痛到哭，她不只幫我禱告，還會唱聖歌安慰我。

我們很愛對方，活著的每一天都很感謝，希望能繼續快樂下去，愛更多的人。愛比什麼都重要，不要計較。特別是在經歷這些苦難後，我們更能同理身旁人的感受。

以前我們看到路上賣口香糖的人，會心想是不是詐騙集團的把戲，現在不會有這種念頭了，我們一定跟他買。因爲人家就是有他的難處，不論是什麼，我們能夠幫助的，就立刻去做。

越是瀕臨極限的生命，信念，就會越深刻。就像我們在對方的脆弱中，看見了自己，也因此接納了對方，並產生繼續前行的勇氣。

壞心情何時才會消失？

面對重大的失落，我們都會沮喪難過。有時我們不禁會想，這難過的心情，到底要多久才會過去啊？

要從失落的難過中走出來，會經過下面三個階段：震驚期、沉浸失落期與緩解恢復期。每個時期的時間長短，隨著不同的人、面對不同的考驗，長短不同，可能也有不一樣的表現。

一、**震驚期**：一開始的頭幾天到頭幾週，可能會否認、不可置信、感覺不太真實，有點麻木或不太有感覺，伴隨著哀嘆、哭泣，或者會有喉嚨緊緊的、肚子空空的感覺。

二、**沉浸失落期**：頭幾週到頭幾個月，看起來可能會生氣、難過、反複想著自己失去的，也會煩躁不安、覺得自責、罪惡感，變得內向退縮、不太想說話，生活提不起勁、茫茫然失去目標，覺得很疲勞、虛弱無力，或不想吃東西、睡得不安穩。

三、**恢復期**：幾個月到幾年後，難過逐漸過去，慢慢可以回想過去快樂的時光，珍惜過去擁有的而不是避諱，開始能享受生活的樂趣；重新投入活動與工作；可以再扮演好既有的角色，或者重新開始新的角色，建立新的友誼與關係。

透過上面的描述，判斷一下自己走到那個階段，朝著恢復期前進吧！

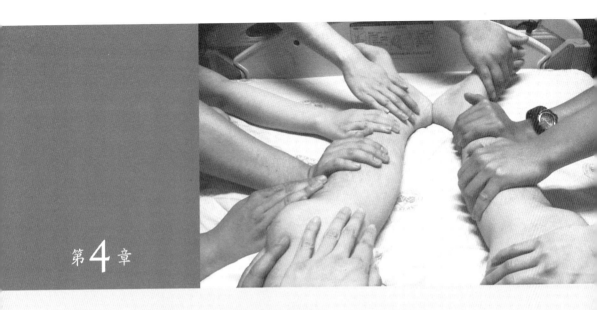

第4章

還好，我有一大群啦啦隊

受傷後，我體會到自己是如此地被愛，
心裡的空缺不但被填滿，還溢出來，
即使自己的身體是殘缺的，
慢慢地，卻能開始學著去付出給有需要的人。

我們俊美的肢體，自然用不著裝飾；
但上帝配搭這身子，把加倍的體面給那有缺欠的肢體，
免得身上分門別類，總要肢體彼此相顧。
若一個肢體受苦，所有的肢體就一同受苦；
若一個肢體得榮耀，所有的肢體就一同快樂。

——《聖經》哥林多前書十二章二十四到二十六節

二〇〇九年九月我從醫院返家後，有一天早上，述忱陪我叫了車，搭乘復康巴士（專替身障人士設計可搭載輪椅的交通工具）去醫院復健。當司機熟練地把我連人帶輪椅送上車，繫好安全帶固定後，回頭說了一句：「嗯，我沒看過你們這種的。」

咦？什麼「這種的」？我的輪椅很奇特嗎？我和述忱今天穿著很奇怪嗎？臉上有麵包屑沒擦乾淨嗎？「『我們這種的』是什麼意思？」我趕緊問司機。

「噢，就是你們都笑得很開心，很陽光的這種身心障礙乘客。……我載過那麼多，從來沒有看過你們這種的。」我和述忱不好意思地相視一笑，和司機大哥聊了起來。

意外後，常常聽到身旁不少人的稱讚，說我們很正面、勇敢、堅強；有時候，他們還會說，如果是自己遇到了，不知道能不能像我們這麼有勇氣面對？

老實說，聽到這樣的讚美，我都會很心虛。其實我並沒有金剛不壞的抗壓性，我還能笑得出來，完全不能歸功於自己。我只能感謝，我有上帝，而我最常感謝上帝的是，祂給了我們龐大的啦啦隊，爲我們加油。

每一天，我們都活在愛與恩典中，每一天，都因著身旁的人對我的愛，使我有力量面對挑戰。這也是受傷以後，我才深刻體會的意外收穫。

這個龐大的啦啦隊群伍，包括家人、教會大家庭、醫護人員及過往的同事與同學……。我想，他們不是生來就知道如何當啦啦隊，而是願意學習來當我們的啦啦隊。

他們的幫助，對傷痛中的我們而言，就像一場及時雨。每個人為我們做的，一點一滴累積起來相當驚人，讓我們能夠一步步走到現在。

冰冷醫院中，全家溫馨圍爐

意外後，家人的接納與支持，扮演了重要的角色。我出事後第三天，述忱的哥哥連夜從昆山趕來，帶給她許多安慰。

其實事發當晚，我們不敢打電話給家人，擔心他們接到消息後更擔心，直到第二天才鼓起勇氣打電話給我爸媽。述忱在電話中對他們說：「爸媽對不起，發生這種事情。」她覺得讓父母擔心，是兒女的不對。

大舅子是台商，在昆山做精緻農業，事業非常成功。岳父聽到我意外的消

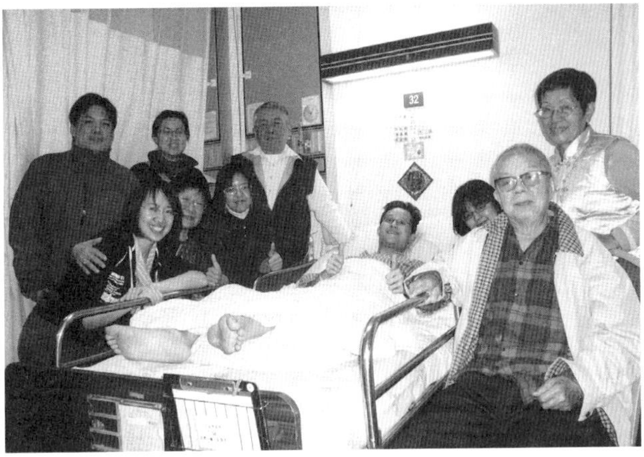
第一次在醫院吃年夜飯，因為述忱家人們的鼓勵，格外溫暖。

息後，很快就跟大舅子聯絡，他也立刻排除所有事情飛到北京，運用台商的管道，聯絡北京國台辦等平台，多方奔走幫忙。

他是我們在中國唯一的至親，等到兄妹在北京碰了面，他看到述忱瘦了一圈，立刻帶她去吃上好的北京烤鴨、比名店東來順還要高檔的涮羊肉，就是希望讓述忱補充體力，得到休息。

本來，出了這麼大的事，述忱已有心理準備要挨罵，沒想到大舅子一路軟言溫語，悉心照顧，讓述忱感到無比地安慰。家人的接納，讓我們放寬了心，專注地去調適自己的心情，沒有再多承受一層壓力。

返回台北榮總住院後，沒隔幾天就要過年。看著隔壁床的病人紛紛出院，我們才意識到，根本沒有人希望待在醫院裡過年，因爲在醫院過年是相當晦氣的事。然而，我們卻別無選擇。述忱的哥哥、嫂嫂想到了，竟然請嫂子的媽媽替我們做了一桌年菜，帶到醫院鼓勵我們。

這頓年夜飯不僅安慰我，也安慰到我的父母。老實說，老父老母風塵僕僕北上探望兒子的病情，心情實在難以言喻。然而嫂子家人貼心的準備，讓我們在冰冷的醫院，卻能享受團圓的溫暖。除夕夜當晚，我們家人聊了過去一年發生的種種，眞的好好團圓了。

這感覺好奇妙，我體會到，原來家人間能夠和睦團圓，背後有很多人的動員。

在我住院期間，兩個妹妹分別在台北工作與新竹念書。她們雖然生活忙碌，卻犧牲週末時間遠道來探望我，也協助述忱處理醫院各項雜務。妹妹們貼心陪伴，給予我們很大的支持。

醫院不是我的家，住院總有結束的一天。然而，我們能住哪裡？很感謝岳父母與大舅子早有遠見。當我還在住院治療，他們就開始爲規畫無障礙的房

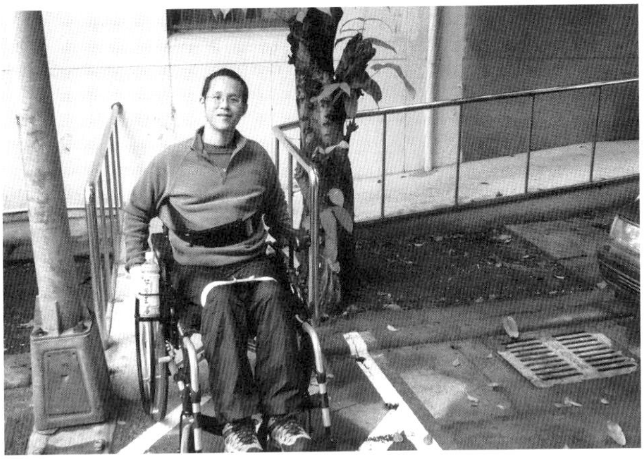

感謝岳父母和大舅子用心安排無障礙斜坡道，讓我方便進出家門。

間。等三個月的住院生活告一段落，必須暫時返家，眞的感激我們有溫暖的棲身之所。

家中無障礙空間的改造工程，前後不到兩個月，相當地趕。原本岳父有許多著作資料放在書房，多虧大舅子協助整理，並動員教會弟兄姐妹們幫忙搬運，才在短時間內騰出書房，作爲我們的臥室。光是書籍，就裝了三十多箱。

感謝台大醫院的職能治療老師羅彬心，帶著學生設計每個無障礙的細節，將這間位於一樓的書房，改造成符合我坐輪椅所需的臥房。原本門口有三階樓梯，改造後，變成斜坡道，方便我輪椅進出；房間內隔出無障礙衛浴間，爲避免開關門時因空間不夠而卡住，還特別設計成平拉門，且內部空間寬敞，讓輪椅能夠迴旋。

感謝岳父母的細心安排，讓我能夠安心返家，岳母也常在各種細節上照顧我們，岳父母眞的是我們最大的天使。

正向的支持性團體：我們的教會

「許超彥，我不曉得你爲什麼過得這麼好？」受傷以後，我敬愛的師長陳俊澤醫師，每次看到我，都露出不可置信的表情說：「我可以感受到你背後有非常巨大的能量」。

他是一位精神科醫師，講的並不是什麼很玄的東西，而是感受到有龐大的正向力量支撐著我，他說的一點也沒錯。

能夠擁有家人完整的支持與愛，我們已經非常幸運。而比這點還超過的是，我們擁有一個更大的家庭：教會的弟兄姊妹。

還記得在振興醫院住院時，有許多教會弟兄來陪我復健。有一次，護士忍不住跑來問我：「你家到底有幾個兄弟啊？你媽媽究竟生了幾個小孩？」其實我家裡沒有兄弟，這些全都是教會弟兄。教會內的關係太緊密，讓我們不僅以弟兄相稱，連護士都誤以為我們是親兄弟。

《聖經》上說：「朋友乃時常親愛，弟兄為患難而生。」教會大家庭對我的愛，在患難中的我，體會的格外真切。

教會裡，實際幫助過我們大小事務的，就有上百人；為我們禱告的，更有

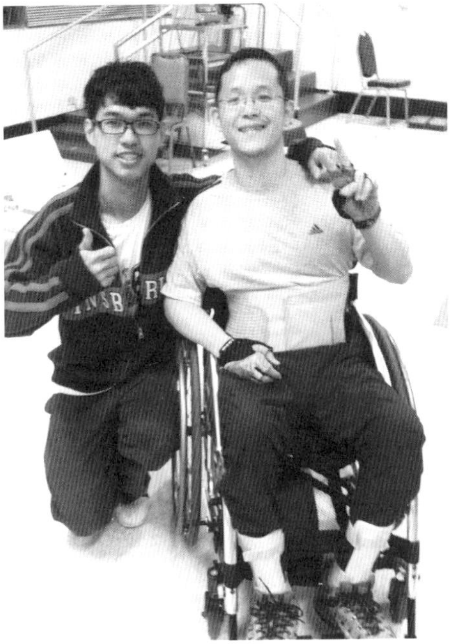

教會弟兄輪流陪我做復健。

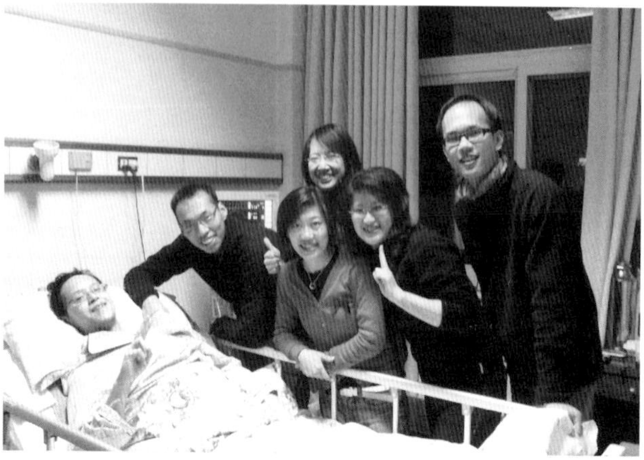

在北京病房中鼓勵我們的弟兄姐妹們。

上千人，名單簡直列不完。

我們也稱教會弟兄姊妹的關係為「肢體關係」，在我癱瘓以後，這點更是貼切無比。他們彷彿我的手與腳，幫助我和述忱完成許多想做卻做不到的事。

例如，位於我老家的台中國際基督教會，自從我們離鄉背井去北京傳福音，到後來發生意外，他們常為我關心台中的老爸老媽，帶著各種美食去探訪他們。當爸爸過世，媽媽一個人守著大房子，台中的弟兄姊妹們更時常去找她，不讓她感到孤單，也紛紛出力幫她打包，準備搬家北上的種種事宜。這都是在台北住院生病的我們，想做卻做不到的。

當我在北京發生意外時，北京的姐妹也在第一時間幫忙述忱照顧我，弟兄們不僅陪伴我，爲了怕述忱累壞，還主動發起輪值大夜班，晚上每兩個小時起來幫我翻身，讓述忱可以睡覺，保留體力面對所有緊急的需要。

卡片牆貼滿天使們的關愛

台北的弟兄姊妹在第一時間得知意外後，流著淚爲我們禱告，爲我們迫切祈求。許多人寫下卡片表達關愛，意外的第二天尙文緊急來探視，帶來厚厚一疊卡片，看到這麼多人愛著我們，對我們的患難感同身受，我和述忱都感動的哭了。

返回台北後，受教會幫忙的更多。大家主動發起在醫院的輪值排班，病床邊常有人手幫忙述忱照顧我。有些人帶食物來醫院，幫忙把爸爸的中藥材拿回去煎，再專程送來；出院後，弟兄們陪我上醫院復健、居家拉筋復健、陪我找工作、幫助我上下樓梯、陪我開車辦理各種雜務，甚至陪伴我第一天開車上班……。

他們像接力賽一樣，一棒接著一棒，把上帝的愛與恩典傳遞過來，從未落空。我們如此被愛，眞的除了感謝，還是感謝。

面對生命的殘疾，我難免會心情不好。返家生活後，述忱把卡片貼在我房間的牆上，那面牆不是很大，只是門旁邊的一面小牆，滿滿地貼了三十多張，沒有貼上去的卡片更多。這面牆提醒著我，生命的處境沒有那麼糟，神的慈愛仍然不斷彰顯，透過許多天使的愛，陪伴著我。

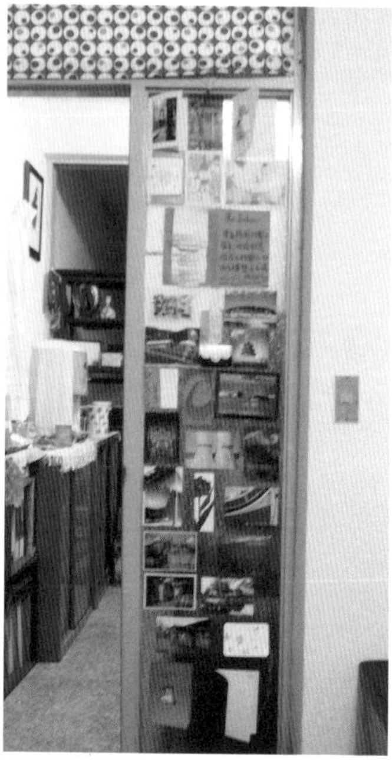

卡片牆提醒我：即使再幽暗的地方，仍舊有天使們的祝福。

貼心的代理人

意外生病後，由於我的病況嚴重、需求多元又複雜。還好身旁有熟知我們個性與病況，用智慧陪伴我們的好朋友，做我們的貼心代理人，代替我們說明最新病況、安排適量的會客時間、傳達緊急的需要，調度資源，請別人我們代禱。

我的代理人就是述忱，而我們夫婦的代理人就是尙文、世光夫妻。回台時，他們與熱心的醫師弟兄為我安排醫療；過年住院時，由於所有餐廳都歇業，他們事先透過email公告，請教會弟兄姊妹輪流送餐。當他們知道我們必須在醫院過年，而病房沒有足夠的椅子，就貼心地買了塑膠折疊椅，讓家人和探視的親友能有地方坐。許多需要，我們還無力去想，他們都想到了。

得到別人關心，當然很高興，然而，倘若每個朋友都打電話關心我，我大概會被淹沒，病人根本沒有這樣的力氣。

病人跟健康人不太一樣，健康人坐下來吃個飯花一、兩個小時，是稀鬆平常的事，但躺在病床上的我，體力只能負擔二、三十分鐘的寒暄。倘若病人想休息，要拒絕別人的關心，一定會不好意思，此時，代理人就可以協助表達我們的眞實需要，這就是「貼心代理人」的由來。

弟兄們是我的雙腿，帶我上山下海

教會大家庭的肢體們，也像是我的雙腳，帶著我走出醫院，回歸正常生活。

我本來是個喜愛戶外運動的陽光男孩，住院住到快變成蒼白宅男，心情眞的會悶壞。教會弟兄很了解我，受傷第二個月起，他們便貼心地安排，帶我出院活動筋骨。第一次出遊，是嘗試搭捷運到士林官邸走走，我開心得不得了，後來弟兄們就常開車載我去吃飯、看電影、踏青。

還記得我每次請假出去，別的病人都露出羨慕眼神，其實有的病人比我還健康，卻沒有出遊。我能夠走得出去，眞的要感謝教會的肢體關係，並且我也沒有放棄戶外出遊的興趣。希望我的經驗能夠鼓勵更多傷友。

再來，我開始無障礙小旅行。第一年住院的銜接空檔，尙文細心安排帶

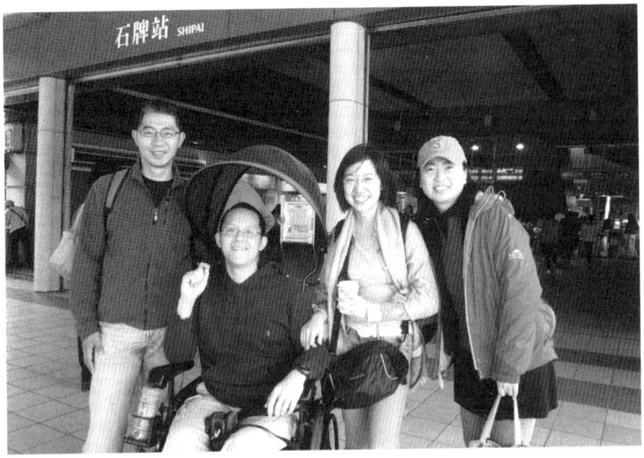

尚文、世光夫婦週末帶我們走出醫院，第一次嘗試坐捷運出遊。

我們去清境農場，還找了一家有電梯的民宿。從此以後，陽明山國家公園、內洞森林遊樂區……都有我輪椅的「足跡」，有一次去到宜蘭南澳，輪椅推不進去，弟兄還揹我到海邊。

爲什麼「走出去」這麼重要？當我突破自己行動的限制，看到不可能任務的實現，會讓我一點一滴建立起信心。雖然，我離正常人的生活還是非常遙遠，但是，一定會慢慢接近的。

儘管帶著受傷的我出遊，對弟兄們而言非常麻煩，可是當他們陪伴我出去，陪著我進入每個環境、摸清楚障礙在哪裡、一起克服時，他們也很開心。從我的角度看來，他們也看到不一樣的

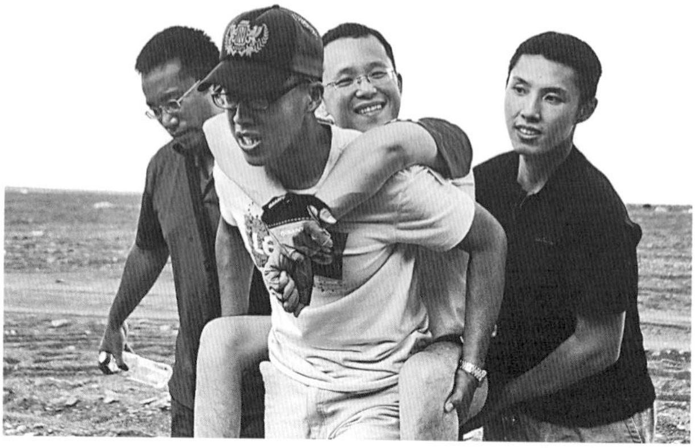

弟兄們同心協力揹著我
到海邊看海，真幸福！

風景，體會到這個社會的障礙在哪裡。

這是我人生中第一次面對意外殘疾，也是他們人生中的第一次。但是，教會是很用心學習愛彼此的一群人，因為愛，他們帶著我，突破了極限。

我也感謝且珍惜醫護人員的照顧。許多醫院的醫護團隊都很用心，不但用下班時間辦病友支持團體，還安排傷友到醫院外逛夜市、吃火鍋，從最基本的生活功能開始恢復。現在醫療從業人員的環境與處境很挑戰，外界對他們的期待過高、苛責過多，我們要多感謝他們的付出，不能視為理所當然。

同事與同學關係的微妙轉變

受傷以後，特別感受到過去醫院中長官、同事的關心與情誼，這也是過去汲汲營營、忙碌工作的我，從未體會到的。

當我們積欠北京住院大半醫療費用時，過去我醫院的同事，即便薪水將因健保制度調整而縮水，仍主動協助，慷慨解囊。

光北京短短十六天的住院與手術，就要繳交一筆相當可觀的醫療費用——人民幣十二萬五千元！回到台北，算一算申請健保與商業保險後，大概可以支付一半，但我們仍為了這筆差額傷腦筋，沒想到，神卻有特別的安排。

二〇〇九年三月，許多位過去醫院的老師、同袍戰友來加油打氣，其中精神科楊添圍主任更是直接說：「有需要，就要說啊！」我知道，他沒有明說的，指的就是龐大的醫療開銷。我們不好意思接受主任的提議，沒想到，戶頭裡卻出現了過去同事一筆筆的匯款，從幾千到幾萬元約三十筆，這些金額剛好補足北京住院的差額，也讓我們鬆了一口氣。同事刻意不具名，但是勉勵我們：「將來幫助那些也需要幫助的人。」

此外，也有許多老同學們來關心、探訪，甚至請我和述忱吃飯，這些我都銘記在心，我們同學之間的關係，也微妙地轉變。

因爲我頻繁出入醫院，常會遇到以前台大的同學。最近就巧遇一位同學，他在台大醫院已升爲主治醫生，兩人在走廊上相遇，他是事業有成的大醫師，我是微不足道的小病人，我們之間差距眞的很大。

可是，他鼓起勇氣和我打招呼，親切地問候我的近況，眞的感受到他很多的善意。聊開以後，他說原本擔心彼此尷尬，怕會刺傷我，可是看到我坦然的態度，給了他勇氣。並且他也在媒體報導中，看到我堅持不懈的正面故事，大受激勵。

我走上了不同的人生道路，不再和同儕微妙地競爭排名，反而是彼此欣賞、相互鼓勵，這一點，也讓我充滿感謝。我不需要再去和同學、同事偷偷比較我們所擁有的，反而讓我活得更自由。

我想，其實我沒有失去什麼。當我對自己的處境感到自在，也會讓他們感到自在，不會覺得我特別可憐。他們仍然覺得我的生命很不容易，可是，也會給我很多鼓勵。我很高興，沒有因爲他是主治醫師、我是病人的角色落差，就不知道怎麼相處。

珍惜善意，並表達感謝

當我跟神禱告、懇求祂幫我時，弟兄姊妹的關懷就是神的回應。

當這麼多善意出現時，我要如何去抓住——「感謝」是最重要的第一步。

剛開始接受別人幫助時，我也有被無意刺傷的經驗。當時是對述忱大發脾氣，事後就察覺到這個不良心態。這心態代表著：妳不了解我的狀況、妳以爲我很差嗎？或者，我察覺到自己內心的驕傲或固執，堅持只靠自己去突破眼前的困境。

其實這兩種心態，都是拒人於千里之外。因爲在困境當中，要能夠看到祝福，而且還要抓住祝福。

《聖經》希伯來書十三章第一到二節說：「你們務要常存弟兄相愛的心。不可忘記用愛心接待客旅；因爲曾有接待客旅的，不知不覺就接待了天使。」常常我們看這段經文以爲，我接待了一個比自己有需要的人，接待那個人會如同接待了天使一般，得到祝福。但我自己的經驗，卻不一樣。我需要別人幫助，可是我要準備好去接待我身旁的人，接待他人的善意，接待帶進善意的天使。我要察覺神的確有能力讓不同的人，基督徒也好，非基督徒也好，去彰顯祂的方式來愛我。

可是要小心，不要把這個善意推走。面對祝福，我有幾個簡單的態度。首先，不要因爲他人一句帶刺的話，就否定對方，要珍惜這個善意；第二，表達感謝。說出感謝是很重要的，讓對方知道你收到善意，讓他覺得有幫上忙；更高明的最後一步，是要給別人幫助你的方法。例如，我碰到需要上下樓，我會告訴幫我的人，手可以搭在哪裡抱住我……，讓對方能比較輕鬆地幫忙，我也不會那麼難堪。

「以務易務」找回存在價值

受傷後，我們體會到自己是如此地被愛，心裡的空缺不但被塡滿，還溢出來，因此心裡常常想著，可以如何去付出給別人。我很感激，即使自己的身體

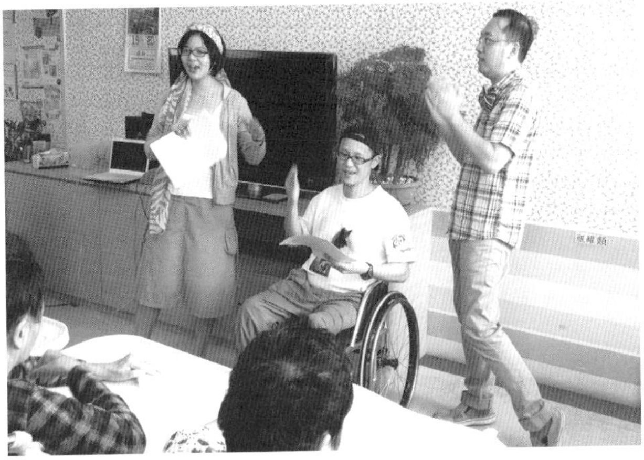

跟弟兄姐妹一起到老人養護所，唱老歌鼓勵老人們。

是殘缺的，慢慢地，卻能開始學著去付出給有需要的人。

我先是發展出「以務易務」的方式。有一天，當某個弟兄來家裡幫忙我復健拉筋，我忽然想到自己可以提供他數學家教的服務，因爲他正在準備考試，於是我開始幫他解題。這樣進行了幾次，我倆都很開心。

其實，受傷後，我一直在尋找自己活著的價值。我常要面對內心的沮喪與失落，覺得自己很沒用，但是，當我付出給別人，看到他快樂的神情，我的心中就充滿了充實的滿足感，覺得自己的人生能夠讓人開心，好像被上帝回收再利用，更有價值了。

述忱也是。因爲聽到台中教會「魔法天使志工隊」長期在醫院鼓勵病童，深受激勵，並且自己體會過住院的枯燥與苦悶，述忱與世光邀請教會的弟兄姊妹，一起在台大兒童醫院折造型氣球與說故事，服務病童和家庭，至今已持續了三年。

我不但參與這些服務，也試著爲志工訓練去講課。我從自己身爲病人的角度，親身分享病人心情與需要，又從精神科醫師的角度切入，教導志工如何安慰傷心的人。這樣的社會參與，對我來說同樣有很大的收穫。

今年十月教會舉辦愛鄰日，我們和教會小組的弟兄姊妹一起去老人養護所，唱歌跳舞，綵衣娛親。能夠和他們聊聊天，看到老人們露出快樂的神情，我們心裡都無比充實與快樂。

聖經教導我們：「施比受更爲有福」。當我放眼去看更大的需要，不再自憐，就發現生命更有價值、充滿意義。

我該如何安慰傷心人？

當所愛的人需要安慰，我們可以怎麼辦？讓我們一同學習有智慧的陪伴方式。

・**從簡單的問候開始**：有時我們一時不知該說什麼，可以先從關心他的生活開始，例如：「這幾天吃得好嗎？」「睡得如何？」「習慣醫院的食物嗎？」

・**同理的傾聽**：先聽他說，多傾聽，遏止自己想修補問題的欲望，不要太快插手去解決他的問題。即使你一時間不知道怎麼回應，適度地沉默一下，也沒有關係。

・**表達你的難過**：如果你聽了很難過，可以適度地表達「我也好難過」。有時候，這樣的表達，會讓對方感受到你認真地同理他，而不是催促對方快點振作起來。

・**嘗試了解他們的經歷**：可以多涉獵相關書籍，了解他們的處境。當對方說出負面的話語，不需要當下糾正，而是先去了解他背後的心情。

・**肯定他的努力、勇敢**：找出他認真面對問題的努力，給予肯定。鼓勵永遠不嫌少！

・**表達對他的關愛**：寫張小卡片，帶個小禮物（例如音樂CD），代表你對他的支持與愛。

・**表達希望幫助的意願**：問他「請問我可以為你做什麼？」有時候，病人最知道自己的需要。

・**代理窗口**：如果你知道他的需要，你們也是相當親近的朋友，可以在雙方同意之下，由你代為安排會客時間、說明現況、表達需要、代禱事項等。

・**如果你有信仰**：問他「我可以為你禱告什麼？」，或是問他，是否想聽聽聖歌，唱給他聽（推薦聖歌：禱告之時、耶穌恩友、我心靈得安寧、我時刻需要祢、我以禱告來到你跟前、主耶和華是我牧者）。

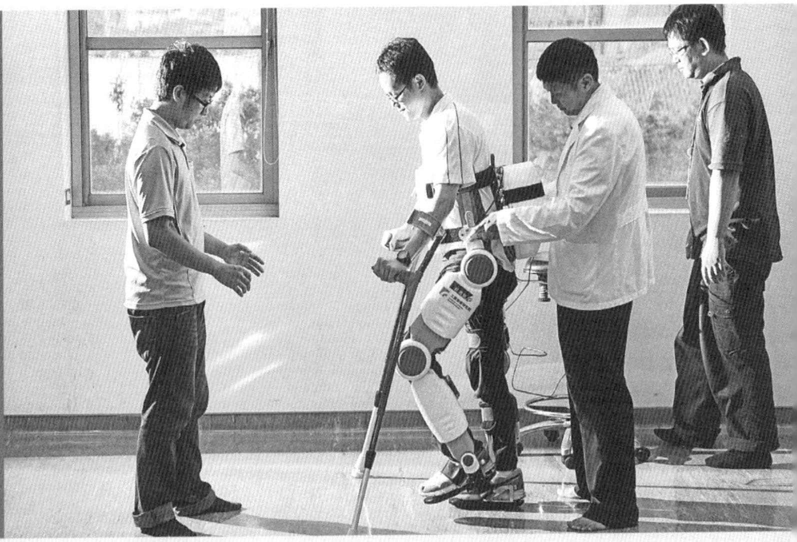

第5章

我是病人，同時也是醫生

歷劫後重當醫生，我對病人多了一份同理心，學會給予對方希望，
病人的盼望需要被保護，不能用專業知識去戳破，
因爲我體會過被醫生直言，這輩子都不能站起來行走的那種滋味。

耶和華靠近傷心的人，拯救靈性痛悔的人。
義人多有苦難，但耶和華救他脫離這一切。

——《聖經》詩篇三十四章第十八到十九節

一般脊髓損傷的傷者，不可能一開始就從床上自由移動，甚至移到輪椅上，行動自如。

意外第十六天，好不容易從北京搭醫療專機回台，準備展開後續醫療與漫長復健。一月十七日，我來到復健重地——台北榮民總醫院。當時，我要從一般病房大樓，移動到附近的神經再生中心，還得坐救護車。

我臥床很久，一開始胸部以下完全沒有任何肌力，連坐起來都沒辦法。我第一次能夠從床上坐起來，是護士指導逑忱把我抱起來，當時，我非常害怕，充滿惶恐。

爲了坐起身，只好從翻身學起

我坐起來的時候，僅胸椎以上有感覺，胸椎以下全都沒知覺，就像浮在空中。那時候，我完全沒有力氣，沒辦法自己控制，下半身像是一個大果凍，是空的。

其實復健的進展，都是很微小、一點一滴累積起來，剛開始我只能躺著，很多動作都做不到，包括靠自己的力量坐起來。這時我就先從翻身開始，好像回到嬰兒時期。

那時血液循環不好，護士每天讓我練習坐起來一次，避免血壓異常。我上半身有束腰，下半身有彈性襪。束腰是爲了讓核心肌群、軀幹穩定，光束腰就綁了兩年。我的雙腳還必須二十四小時穿著很緊的彈性襪，穿到大腿位置，把兩條腿全部束住，不讓血液流到下半身，如果血流下去，我甚至會頭暈。我可以一整天穿著彈性襪，完全沒有感覺，但其實腳趾已經發紫了。

每天，我都在想總有一天可以自己完成穿襪子的動作。直到有一次，述忱想幫我穿時，我試著自己來，沒想到一試就成功了。

第一次可以自己穿襪子，很得意。

第一次自己翻身，很得意。

學習「小狗趴」、訓練核心肌群，進步很多，很得意。

後來三月轉院到台大醫院，得意的神情全都不見了，取而代之的是落寞。

這是我的母校，一樣的窗景，位置與高度卻完全不同。在同一個病房的走廊上，以前，我是充滿能力的醫生，現在，我是病人。

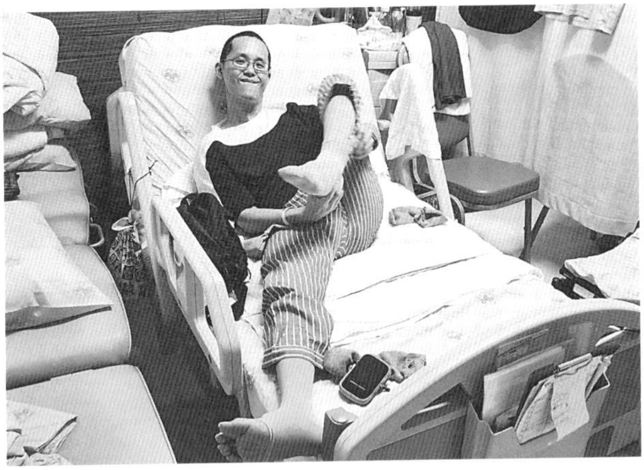

受傷後第二個月，我第一次自己穿襪子。

以前，我的前途一片大好，現在，我再怎麼撐，也回不到以前的高度。老師看我的眼神、評語也完全不同了。我是一輩子只能靠支架站著的病人。

我曾在台大復健科實習。做實習醫生時，照顧過一位四肢癱瘓的脊髓損傷病人，每天幫他導尿兩、三次，雖然看得出來他很鬱悶，可是我那時能幫的忙有限。那不過是離我受傷七年前的事。

有時我不禁會想：我們遭遇這一切是因爲報應嗎？是因爲做了什麼壞事嗎？傳統台灣人總是這麼認爲，導致遭遇苦難的人往往還要背負污名化的重擔，說我們前輩子造了什麼孽、被神明詛咒了。但是，《聖經》的觀點卻安慰安慰了我：上帝說，即使是「好人」，也會經歷許多苦難！然而，唯一與別人不同的是，神承諾拯救願意相信追隨他的人「脫離」這一切困境。（〈詩篇〉三十四章第十八到十九節）

下半身不能動，我就訓練手指

儘管我是受傷病人，胸部以下完全癱瘓，但我每天都在想：我還能夠做什麼。下半身不能動、體力不好，我就練手，從手指頭的力量、上臂，慢慢練起來，這種想法幫助我維持到現在。

來到台大醫院，物理治療（Physical Therapy，簡稱ＰＴ）和職能治療（Occupational Therapy，簡稱ＯＴ）訓練的時間很有限，表定一天各一次，每次只有半小時時間。復健場地可熱鬧了，擠滿住院與門診來的病友，都得把握跟治療師短短半小時的時間，多練習些動作，治療師可是逾時不候。

住院病人大多是中風病患，訓練時間以外，常把握病房的長廊，靠著窗練站立、練走路。

我則需要多練習上臂、背部與腹部的肌力，在治療師指點下，我一天練習三到四小時。說也奇怪，受傷前，我就會上健身房練肌肉，效果卻也沒這麼好，沒想到，現在我上臂比過去更強壯。兩手臂練出「小老鼠」了，這是我的榮譽勳章！

而我的兩位復健治療師，可是恨鐵不成鋼。其中一位的口頭禪：「你就這樣做、那樣做就好了，很簡單的！」他說得簡單，我可是氣喘吁吁地勉強做到他要求的姿勢。

剛開始，我覺得他們太高估我的能力。來台大復健的第二週，就在治療師協助下，幫我的兩腿綁上長長的傳統輔具綁腿（gaiter，堅固的帆布內有六條鋼條，包覆膝蓋上下，維持雙腿筆直的位置），固定住膝蓋，腳踝再穿上腳架，腰間再繫上束腰，我才有可能練習站立，眞的「站起來了」！

三月初，以前的老師才宣判我這輩子頂多只能站著，沒想到三月底，我就做到了。我能夠成功練習用傳統輔具站立，難度已經很高，實在要感謝兩位治療師的用心要求，幫助我朝夢想又前進一大步。

爲什麼要練站？就是要想辦法改善我變差的體能。

這樣持續了一週，我開始明白老師操練的用心——透過這樣的動作，加強對骨盆的掌握度，我逐漸掌握到訣竅，到現在，已經可以嘗試扭動屁股。

我想起《聖經》中的一段話，描述出我的盼望：

惟有那以力量束我的腰，使我行爲完全的，他是神。
他使我的腳快如母鹿的蹄，又使我在高處安穩。
他教導我的手能以爭戰，甚至我的膀臂能開銅弓。
——〈詩篇〉十八章第三十二到三十四節

經歷過回家後走不出房門的挫折期，接著我又到榮總，復健老師的訓練又升級了。簡單的動作都無比吃力。仰臥起坐也是非常吃力的復健動作，每天一百下。每一下我都要使出吃奶的力氣，累得要命。

同時間，我也練習坐到床邊，要先從右側拿東西放到左側，一開始會倒下去，要有人在旁邊看護，後來我終於可以輕鬆做到。

吊腿也是每天必做的動作，要不斷搖腿，想像自己的腿在用力往前踢。但是實際用到腿的力，比例都很小很小，幾乎都是靠身體帶動。但是，這卻是每個病人微小的希望所在。

接下來，還有我無比害怕的酷刑「站立桌」。

四月時，當我被綁上站力桌，第一次嘗試騰空站立，很害怕倒下去，因爲身旁沒有東西可抓，述忱還故意開玩笑，邊戳我邊說：「你根本沒倒下去啊！」沒想到幾個月後我繼續進步，老師訓練我拿著助行器（walker）站著，

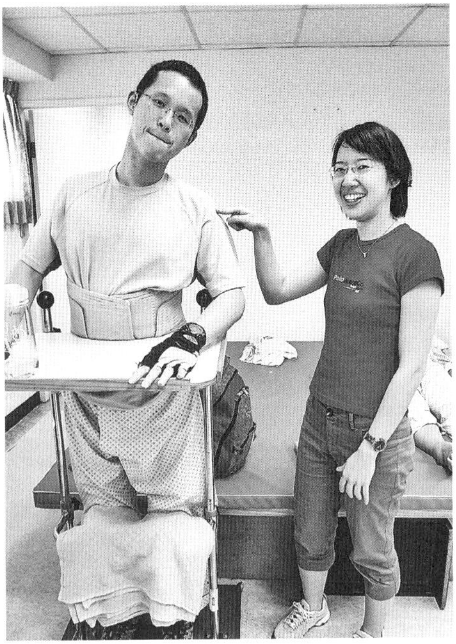

第一次透過站立桌學站時，非常緊張，述忱還開玩笑：「你根本沒倒下去啊！」

看著鏡中的自己，學習平衡。

雖然我可以讓逑忱把我從床上抱到輪椅上，但我想試著自己做做看。我不斷反覆練習嘗試從床上移位到輪椅，以及從輪椅移位到床上。

原本我已經做到靠助行器站立，差不多是教授宣判的傳統醫學極限，沒想到在台中醫院住院的復健老師謝佳蒨，竟嘗試把我懸吊起來，拿著我的腿練走路。

其實復健老師和我自己的醫學知識都知道，這樣做實在效果有限，但他們願意爲了讓我再試著找回走路的感覺，鼓勵我做這件事，他們的愛心大大鼓勵了我。

等到八月中結束台中醫院的住院復健，終於鼓起勇氣結束長久的住院生活，決定搬回家；我還記得第一次去台北醫學院，排門診復健。光是坐車到醫院，等門診復健，再回家，我就累到癱掉，可見當時體力多差。然而，感謝復建科陳適卿主任、康峻宏醫師，總是笑笑地爲我加油打氣，我就是從那樣的過程，慢慢走過來。

受傷的第一年，有很長一段時間，我是在平行桿區度過。我從一開始練習站立，慢慢進步到練習「兔子跳」……。可能有人不同意，好，我勉強同意是比較像「殭屍跳」啦。

後來，我第一次能夠拿助行器跨出第一步。那一步跨出去，眞是費了九牛二虎之力。

從二〇一〇年一月第一次那樣走過以後，之後幾個月再也沒有辦法複製。身體的疲勞、實際上身體軀幹的穩定度、肌力、神經的控制等，以及爸爸生病

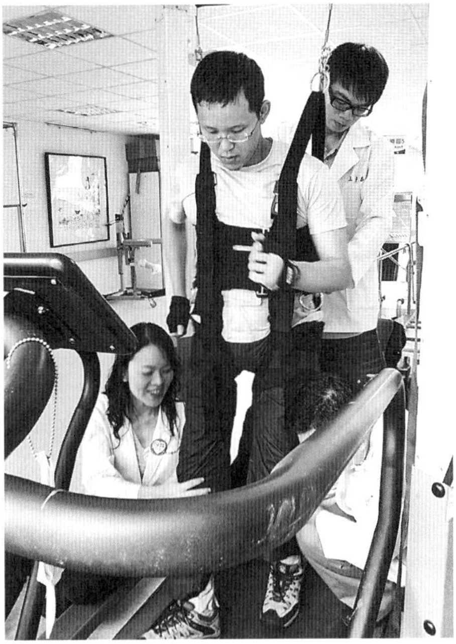

受傷後第七個月，在署立台中醫院的物理治療師協助下，將我吊起來在跑步機上模擬正常步態。

的挑戰、生活壓力，都是影響原因。我去復健的時間變少了，也不敢期待進一步的進展。

不斷努力，跨越癱瘓復健界線

忙完爸爸的追思禮拜後，我恢復規律復健，也繼續禱告。沒想到，身體與神經的進展，從一月到四月，就好像經過冬眠的麥子，在春天來時吐出嫩芽，隨著春燕捎來好消息。

五月開始，我竟能夠用助行器每週五天穩定行走，而且品質更好，老師也沒有再偷偷協助我了。

當我可以走之後，接下來還需要什麼訓練呢？復健老師總是可以想到訓練的新玩意，我就這樣被邀請上跑步機「走路」！

不出我所料，不久後的七月，我開始兩腿上各加兩公斤的沙包，負重練習。我記得《七龍珠》孫悟空小時候也這麼練，期待不久後，我也能夠來個「超級賽亞人」變身。……至少我是這樣安慰自己的。

經過長時間禱告，加上積極復健，我竟然跨越醫學的界線，超越醫生的「宣判」，能夠行走。感謝神的祝福，身體的確恢復一些力量，我不再是坐也坐不穩、不用推就會倒的「果凍人」了。

後來，我在雙腳負重沙包下，用骨盆帶動跨步出去；第一次扶著助行器，從坐到站；第一次換穿鐵鞋，靠著助行器行走六十分鐘；第一次不用懸吊的方式，在跑步機上練習行走，二十分鐘內走了一百公尺。

等到我能穿著鐵鞋行走，就開始在家裡與社區中居家復健。正式跨過下半身完全癱瘓復健的界線，已經是意外過後一年八個月。

分享一段經文貫穿我跑步與生命得力的秘訣：

那等候耶和華的，
必重新得力，
他們必如鷹展翅上騰，
他們奔跑卻不困倦，
行走卻不疲乏。

——《聖經》以賽亞書四十章第三十一節

我每天都需要透過禱告，尋求神的力量讓我能夠起床，我也常常記得這段經文：「人心籌算自己的道路；惟耶和華指引他的腳步。」（〈箴言〉十六章第九節）

我們的眼光常常被困境所填滿，很難發現神的祝福。我開始更懂得去看神今天給我的下一步是什麼，好好去實現神給的功課，把那一步走好。

我經歷很長時間的相同復健內容，也許今天邁出的這一步跟昨天那一步，還有上週、上個月的那一步，沒有多大差別，可是我每天都堅持做我可以做到的，也許今天神給我力量，我還能多做一點。

當我學會順服上帝，體會到一些不一樣的事，我心裡跟上帝越來越靠近，內心那一塊好大的破洞，我的失落、慚愧、難過、憤怒，全部慢慢被我對神的滿足填滿。

內心失衡的天平，慢慢平衡過來。我也變得越來越有耐性，開始能夠等待上帝的時間，我相信祂的時間是最好的，神絕對有能力像祂在兩千年前，讓那個癱子在祂眼前馬上就站起來行走。我相信上帝有祂的計畫。這順服的一步，讓我能夠走接下來的每一天。

神經痛如影隨形，成了「人工氣象台」

然而，現實生活中還是有許多困難。每天早晨張開眼睛，等待著我的不再是氾濫的洪水（尿），而是神經疼痛。

受傷以後，下半身失去正常感覺，但不正常的「神經痛」卻常常陪伴著我，他們在我的身上伺機而動，隨時準備出擊。

我的上下半身，正常與不正常的上下兩半，就像是被一條「拉鍊」緊緊地兜在一起。每天早晨一張開眼，提醒我一天的開始，就是來自身上的拉鍊，誇張的疼痛督促我起床，直到我清醒，適應這樣的疼痛。

正常人坐著，會有褲子貼著腳的感覺，這訊號傳遞上來，大腦能解讀出感覺，也穩定大腦神經。但當脊髓神經斷裂造成下半身癱瘓，沒有正常的訊號傳遞，於是大腦神經變得很不穩定，開始亂解讀，就會變成痛覺，導致神經痛。

其實那個痛覺，是一種解讀錯誤的結果，因爲下半身神經一直持續放電，卻解讀不到。

這種疼痛是虛幻的嗎？可是，我眞的感覺痛得很，神經痛的成因不確定，有的是因爲下半身沒感覺，一些疾病徵兆就會透過神經痛來表達，最常見是長褥瘡或拉肚子，一痛起來，我壓力很大，就得去檢查是不是身體眞的出問題。我的神經痛有時跟天氣有關，如果隔天要下雨，或連日下雨後突然要轉晴等變化，就會特別痛，述忱常說我是「人工氣象台」。

這種磨人的神經痛，從意外第一個月後，就二十四小時跟著我。寒冷的二月天，即使在溫暖的空調病房，我的下背部像被冷氣團占據，身上裹著三、四條毛巾被，還是抵擋不住。我咬著牙、疲憊地吐氣，下巴還是停不住地直打哆嗦。

隨著時間推移，它們也在我身上到處攻城略地，攻擊不同的地方，產生不同痛楚。這神經痛就像狂派的變形金剛，也會反撲。

到了七月，做完神經再生術，透過脊椎穿刺注射神經生長因子，期待著神經能夠進一步生長。漸漸地張力與神經痛變強了，傷友安慰著說：「有痛才

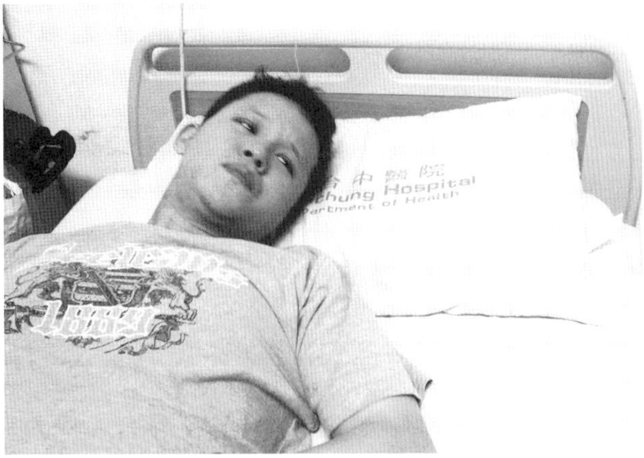
八八風災當天，神經痛到極點，我只能祈求上帝的憐憫。

有用！」但在親身經歷叫人絕望的神經痛後，才聽出來這種安慰有著切身的無奈。

醫學目前還無法解答這個疑問，只知道大概有十分之一脊髓損傷朋友，會有這種嚴重的神經痛困擾。

如果疼痛感的滿分是十分，我平常大概在三分到六分之間，有時會悄悄地痛到七分、八分。痛到七分時，我已經不太能夠做事，也沒辦法跟人互動；痛到八分、九分時，我只想躺下來。二〇〇九年八八風災大雨滂沱那幾天，沒有正常感覺的雙腿，像被巨人緊緊抓住，我喘不過氣、心裡煩亂，更無法專注。

外面颱風下雨，我在屋內非常痛苦。那種痛法，是不止息的麻痛從大腳趾傳上來，就像左腳大拇趾甲被拔起來般麻痛。

這讓我想起過去在馬祖軍醫院當兵急診時，爲國軍弟兄處理嚴重嵌甲，拿起手術剪狠下心深入趾甲縫，再用力把嵌入皮肉發炎的嵌甲拔出來，打再多的麻醉也壓不下弟兄痛苦的哀號！

但我的麻痛，不再是一次決心治療的行動，而是殘忍地一次又一次，拔起大拇趾趾甲的酷刑，似乎沒有止境……，藥物控制也不見效，麻痛有力地抓住我所有的注意力。那天晚上我無法忍受地哭了，我已經沒辦法說話，只好請述忱唱詩歌，請她幫我禱告。

我倒在床上，哭著禱告神，這處境讓我稍稍體會耶穌爲我上十字架的痛苦，最後終於睡著。醒來後疼痛雖然減少，但仍持續不斷地從三分，經過幾小時變四分，再變五分、六分，一直循環。服藥對神經痛的控制成效都不好，等到第二、第三年，神經痛的頻率才慢慢下降，也比較少發生傳統穿刺性疼痛。

我現在每日吃三種藥，總共四次。早上吃四個半顆、中午兩個半顆、傍晚三個半顆、睡前兩個半顆。這樣的藥量不算重，但吃過量也會讓身體出狀況。

很多都是精神科的藥，會作用在神經上，例如抗癲癇、抗憂鬱的藥物，這不是此藥原先發明的用意，後來才證實有額外治療神經痛的效果，但我吃的量遠遠稱不上抗憂鬱的劑量。

持續神經痛的日子，我沒有去質疑上帝，反而跟上帝的關係更親近。我最推薦的，就是禱告。在中西藥合補、針灸加持，疼痛控制仍然有限的處境下，很慶幸在醫療的極限之外，我還能透過禱告給予自己力量，去容忍疼痛，承認自己原來是多麼的軟弱，多麼需要神的恩典與幫助。

我讀《聖經》，幫助我看到上帝的慈愛。〈詩篇〉講到人經歷苦難，我很訝異這當中，竟然描繪出脊髓損傷所受的痛苦：

因我的愚昧，我的傷發臭流膿。
我疼痛，大大拳曲，終日哀痛。
我滿腰是火；我的肉無一完全。
我被壓傷，身體疲倦；因心裡不安，我就唉哼。
——〈詩篇〉三十八章第五到八節

一般人的身體怎麼會被烤，當然沒有。這段詩篇形容疼痛像火烤，無比貼切我身體被燒灼、疼痛刺痛的神經痛感覺。當我冷熱失調，體力變差，很沮喪憂鬱，好像掉到憂鬱泥淖時，在我讀來的感觸，它根本就在講脊髓損傷。

我很驚訝，三千年前這段經文竟然這樣寫著。當我讀到這段詩篇時，我覺得被了解，上帝竟然知道我所經歷的景況，原來祂明白我的痛苦，我的心好像被接住了，不是墜落無止的深淵。所以我在復健、等待的時間，內心能比較平靜。

一整晚，「土石流」猛烈攻擊！

脊髓損傷帶來身體的變化，其中一項是胃腸消化變慢，我又暫時跟「小菊花」（肛門口）失聯，沒有來自它的感覺消息、也無法控制它，使得「大大」這件大事，自受傷以來也無法作主！

我稱自己的尿失禁爲「大洪水」，而順理成章的，便失禁當然就是「土石流」了。

紅極一時的影集《急診室的春天》，描述急診室人生百態。急診室有春天……也就會有冬天。二〇一〇年八月因爲「土石流攻擊」上急診的經驗，讓我體會到「急診室的冬天」。

過去曾經歷過超級土石流攻擊，我們這次更有經驗了。一發現不對勁，就草草結束跟教會朋友的晚餐，半小時內回到家，迅速轉位上浴室便盆「寶座」，就作戰位置。

經過一番整頓梳洗，爲了預防下一波的攻擊，我先換上大人紙尿褲；晚上十一點，我開始發燒，於是先吃顆普拿疼，睡一覺再說。經過一晚上，出了一身汗，感覺人舒服一些，再檢查尿布，赫然發現有血便。我只要壓力一大就會有血便，所以乖乖上急診室檢查。

第二天進了急診室，總是少不了抽血吊點滴，手臂上打靜脈注射針，補充電解質與葡萄糖點滴，這次還加了止血針。我跟護士小姐爭取留置針打在前臂上，不要打在手背上，才能方便我翻身轉位。

經過禁食兩餐，確定我沒有進一步腹瀉，才終於解禁。我被囑咐只可以吃「低渣飲食」，也就是蔬菜水果等有纖維素以外的食物。平常我想吃，還會被述忱嚴格禁止，沒想到竟成爲醫生囑咐。爲了鼓勵我禁食的辛苦，述忱帶來最美味的低渣飲食——巧克力蛋糕。

享受美味的低渣飲食後沒多久，醫生突然來訪，告知隔天早上安排大腸鏡檢查，原來晚上要「清腸」，也就是要進行「人工土石流」。晚上十一點開始，我要在接下來兩小時內，喝完兩千西西以上的高張溶液，這些沖泡出來的高張溶液，會經過胃、小腸、大腸，將所有「黃金」沖洗出來。

醫生講得很愼重，我聽得很沉重。才享受完的蛋糕，沒想到幾小時不到，又要再見到這些食物。這也注定我們要在嘈雜的急診室過夜。

去過多家台北、台中的大醫院，幾乎沒有急診室會提供家屬休息的地方，狹窄的病床邊頂多一張摺疊椅就很了不起了，於是，述忱想辦法去大賣場弄了一張行軍床回來。

從十一點開始喝著喝著……，到了凌晨一點，我頭昏腦脹，肚子也發脹，只喝了一千兩百西西，已經筋疲力盡的我們顧不了這麼多，倒頭睡去……。

睡夢中，經歷搖搖晃晃……。

最後，我被雙腿的抽搐、身體的顫動驚醒，驚覺自己倒在土石流中，災情慘重。從裡到外，從床上到床下，還帶著撲鼻而來的惡臭，還好賢慧又有耐心的述忱，找來事先預備的便盆椅，褪掉我全身衣物，協助我上便盆椅後，被單一包，就把我推往急診室唯一的浴室。

狹窄的浴室裡，也容不下第二個人，述忱只好讓我自己待在那裡。凌晨兩點半開始，我就坐在便盆椅上，帶著我還沒喝完的「飲料」，接受我的宿命——上喝下便！

爲了防止恐怖的敵人——褥瘡，每十五分鐘，我就要把自己撐離開椅座。一旦有褥瘡，輕則皮膚半死不活，重則爛到見骨。到時我必須像煎魚般，整天趴在床上，每兩小時翻身，左側躺、趴著、右側躺、再趴著……輪流不停，直到全身骨頭痠痛，褥瘡願意告別爲止。

就在恍神中，到了凌晨四點半，我終於喝完了。一路作嘔的小菊花，到早上七點，才終於止吐了，這場人工土石流眞是慘烈。當我再回到太太整理乾淨的病床上，愕然發現短短幾個小時在便盆椅上，臀部已經養出一個巴掌大的褥瘡了。

下午一點，總算順利做完大腸鏡檢查，我們婉謝急診室醫生與護理師慰留的好意，狼狽離開。走出急診室，午後的陽光溫暖燦爛，想想前一晚的遭遇，這急診室的冬天還眞是冷冽。

重返醫生行列

受傷後一年三個月，過去督導我的師長、台北市立聯合醫院松德院區精神科主治醫生陳俊澤，主動敲門邀我到台北市心理衛生中心，一週兼職看一次精神科門診。

生病後，儘管身心負擔很大，爸爸身體又差，我常要往返台北、台中，又要兼顧新的工作，忙得團團轉。然而我感謝有服務的機會，知道自己還能用醫學專業幫助別人，就馬上答應回去當醫生。

老實說，我戰戰兢兢、壓力不小。但是，想到上帝已經帶領我一路經歷醫學系學生、到基督徒，再到精神科醫生的角色，祂應當希望我扮演好我的角色。我也告訴自己，自己不是全職醫生，先從一週一個門診開始，慢慢來。剛開始，光是連續坐三小時看診，對身心就是很大負擔。一個下午的門診，我的病人只有個位數，第一個月薪水只有八百元。我開玩笑地跟述忱說，我不如去家教好了，以我大學時代教家教的行情，一小時可以賺六百元。

不過，我還是選擇堅持可以服務病人的門診。曾經癱瘓在床的經歷，讓我不再是高高在上的醫生，反而更貼近病人。患者來求診，我不會主動提我的癱瘓經驗，有些病患也是來求診好幾次才發現，我坐在輪椅上。

歷劫後重當醫生，我看待病人的心態有重大轉變，不僅多了感受對方的同理心，也會給予對方希望。希望，給人很重要的動力，我覺得病人的盼望也要被保護，而不是用專業知識去戳破。就

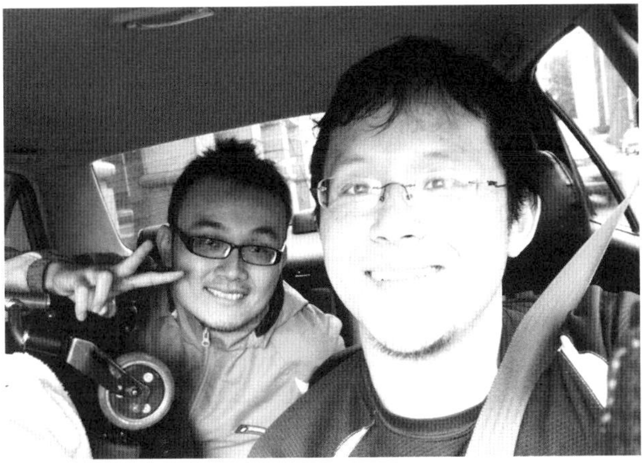

弟兄陪我第一次開車上班，順利完成任務。

是精神科醫生會開的處方。記得有次調藥因爲未達治療劑量，醫生要我吃更多藥。但這樣的後果，疼痛控制沒有更好，卻會讓我想睡覺，導致白天身心疲憊不堪。

我完全配合醫囑服藥，沒想到卻搞得精神更差，而我自己吃過這些藥後，才知道有可能的副作用。這些親身經驗讓我明白，自己也可能像醫生對我一樣，設定過高的治療目標。爲了達到療效，儘管沒有違反開藥的專業，卻可能讓病人承受過多副作用。

有些時候醫生求好心切，但病人卻不是這樣想。當患者病情不如想像中好轉，醫生最常用的方法就是加藥、再加藥。某種程度來說，醫生也沒有別的武器了，加藥成了被迫要做些什麼的回應。

過去，精神科學理訓練時較少著墨在給予「希望」，很大一部分原因是，醫者缺乏身爲病人的經驗；因爲這次意外，我成了病人，可以試著揣摩對方心態，幫助我更了解病患。

穿上機械腿，我就像鋼鐵人

傷後，當我一有時間，就會在自己的部落格〈行走的癱子〉寫下重新行走的盼望。有一天，我發現國外有幾套尚在研究階段的醫療機器人，可以幫助病患行走，但售價貴得驚人，將近新台幣兩百五十萬元。於是，我開始寫文章嘗試分析那幾套產品。

沒想到，二〇一一年，政府要工研院研發一套和國外類似的機械腿，協助身障朋友。原來，因爲台中市副市長、做過立法委員的徐中雄先生，是小兒痲痺患者，看到身障人士的需求後，提議開發醫療機器人。結果工研院號召七、八位優秀的博士，開始研發醫療用機械腿。

當工研院上網查詢相關資料時，找到我的部落格。他們認爲，我是病人又是醫生，一舉兩得，正好符合他們要找的試用者背景。

二〇一二年十月丈量完體型，隔年一月工研院就做出成品，讓我在每週兩次的復健中試用。其實機械腿不只是爲我量身訂做，而是可調式的醫療機器人。這款醫療機器人，透過機械帶動，等於是癱瘓者的機械腿。我自己是下半身癱瘓，如果不使用輔具，就只能一直坐著。久坐會產生很多問題，最擔心的是褥瘡，再來就是骨質會流失導致腎結石，也很容易骨折，還有關節攣縮，下肢越來越僵硬，越來越不能動，因爲膝蓋沒有伸直，活動性會變小，造成惡性循環。這些透過站立、行走都能夠避免。

當我用傳統輔具行走時，因爲膝蓋無法彎曲，走起路來雙腿直挺挺的，很像木頭人。再者，穿著厚重的鐵鞋行走，鐵鞋有重量，必須要訓練到有一定穩定度，才可以讓膝蓋彎曲。每當我要穿鐵鞋站起來前，要先把腳伸直鎖住，才能站起來。可是等我要走路時，也要想辦法把腳直直甩出去，走起來同樣帶有機械性，不是正常人的步態。

我算是很勤快的病人，復健的輔具是助行器，上半身要出很大力氣，我一分鐘只能走一公尺，正常人一秒就可以走一公尺，效率差很多，所以我多半拿它來運動，避免骨質流失。儘管做到後來很累，我仍試著每天站起來半小時。

工研院機械腿很棒的地方是，能夠模擬自然步態，不只膝蓋能彎曲，還能增加靈活度。穿上機械腿，可以使用前臂柺，幫助我身體穩定度到一定程度，我下半身癱瘓，完全沒辦法出任何力，機械腿就能用機械帶動，幫我出力。

若以十分爲最大施力度，我穿戴這套行動輔具復健時，手臂施力度可由八分降到三分。在模擬正常步態行走下，我在行動間膝蓋也可彎曲，有助解決骨質流失、關節攣縮等問題；步行速度更快，一次可以走十五分鐘，六十公尺，還可以轉彎。

自從受傷後，我一直期待有天能夠起來行走，這是我和述忱每天睡前所禱告的。當工研院來敲門，我覺得上帝回應了我們的禱告，太奇妙了。就像《聖經》以弗所書三章第二十節說：**「神能照著運行在我們心裡的大力充充足足地成就一切，超過我們所求所想的。」**

實際參與臨床研究時，舉凡我每次的跨步大小、抬起落地時間提早或延後，彎腰駝背或抬頭挺胸行走，或身體前傾角度些微差異，都可能影響機器人施力點、穩定度和步伐速度，這些都必須用硬、軟體控制調整。

我後來才知道，過去工研院機械所做的產業機器人，大多是從工程角度考慮機器製造功能、速度、精度等要求，這次卻必須考慮使用者本身條件造成的人機介面差異。第一階段開發期間，機械腿光是結構就修正五次以上，程式調整一天約一、二十次，是工研院過去開發變化最大的機器人。

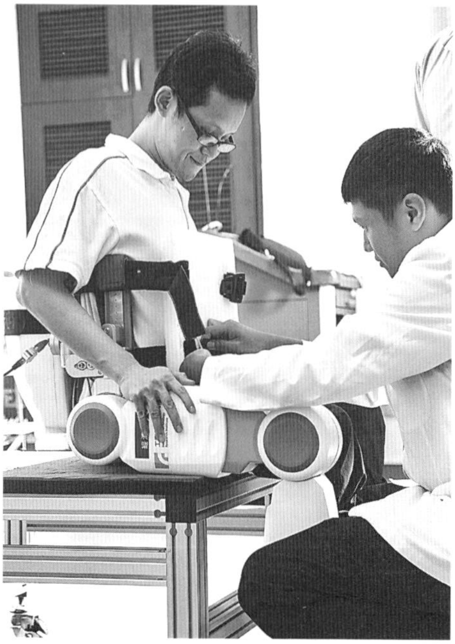

台大醫院物理治療師，仔細協助我穿上工研院機械腿。

在全球一直是重要課題的醫療用機器人，決戰關鍵在價格。

二〇一三年時，以色列的行動輔助機器人做得最成熟，但研發近十年，才在歐洲上市，售價要新台幣二百五十萬元。工研院用過去開發產業機器人的夾治技術，迴避對方的專利，開發一年，成效幾已媲美以色列，而且還設定將來的目標，朝向一般民眾負擔得起的價格努力前進。

儘管這套機械腿由引擎等機械裝置帶動，儘管重量也和以色列製的一樣重達二十公斤，癱瘓者穿起來不會感覺到重量，但還是要可以方便攜帶上下車，才能在日常生活中使用。

我參與這套機械腿的發展到二〇一四年，直到更輕、更薄的第二代產生，我穿著它能連續行走六分鐘、四十公尺，眞是讚啊！可惜我因爲健康緣故沒能繼續參與，但帶著衆人的祝福，這套機械腿在二〇一六年榮獲全球百大科技研發獎（R&D 100 Awards），工研院團隊更在二〇一七年新創成立福寶科技公司（FREE Bionics），成爲華人第一家致力於研發設計外骨骼仿生機器人的新創公司，二〇一八年這台行動輔助機器人正式進軍日本重點醫院，在日本第一大醫療器材商USCI Japan大力推廣下，目標二〇二〇年要幫一萬名脊髓損傷朋友站起來行走。

現在回想起來，每當穿上機械腿，我覺得自己就像鋼鐵人，期待不久的將來就能夠日常使用，可以走到我想要走的地方。

我想世上沒有做不起的夢，只有太早醒的人。我們永遠都要心存盼望。

如何做好病人的角色？

面對意料之外、措手不及的巨大失去與失落，怎麼幫助自己呢？以下提供全面的生活調適，給正在考驗中的人一些方向：

一、**照顧好自己的身體健康**：多喝水、保持食物攝取，適量運動保持好體力，透過適量休閒，放鬆不安的心情。

二、**經歷重大失落的心理歷程**：察覺自己的心情，分辨自己正處在哪個狀態？給自己一些時間，處在正常的悲傷情緒中，因為這是「沉浸失落期」的正常現象。（要分辨哪些是憂鬱症的表現，詳見第二〇八頁。）

三、**盤點自己的啦啦隊**：了解自己所擁有的支持和社會資源有哪些？什麼是別人可以幫的忙？什麼又非自己來不可？請你最信任的人，做你這段時間的代理人，幫助你調整生活步伐。

四、和信任的人分享難過的心情：先將自己整理過的心情寫下來，開始漸進式的嘗試跟朋友寫信、打電話，或喝下午茶聊聊，從深層的關係開始分享。越說，就會越知道怎麼將難過心情表達出來。

五、了解將來會如何發展：如果遇到的是疾病，則可透過醫療團隊來了解將來會如何發展（病程預後），幫助自己掌握和重新規畫生活。

六、整理失落對自己的意義：再一段時間後，和家人朋友共同分享意外後，意想不到的收穫。

七、盤點幸福：在這個過程中，有哪些好事發生？有哪些人對你釋放善意？又有哪些不是理所當然的幸福？提醒自己：即使壞事發生，還有祝福不斷來敲門。

有了這幾個可以努力的方向，即使發生大考驗，自己不會亂了陣腳，也讓別人更能夠參與幫助自己的行列。

第6章

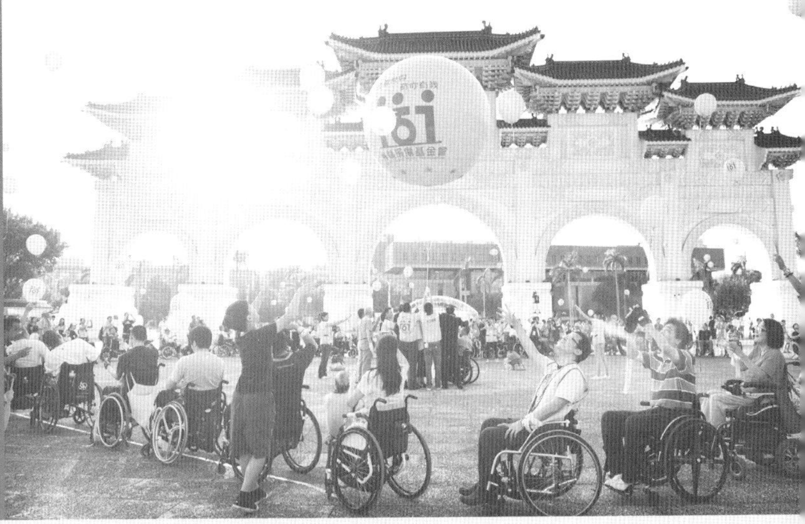

因脊髓損傷失去的，換到更多擁有

原來發生意外不像中國人講的悽慘，
苦難反而會增加生命的深度，
我看到的，是更多的愛與盼望。

耶和華是我的牧者，我必不致缺乏。
他使我躺臥在青草地上，領我在可安歇的水邊。
他使我的靈魂甦醒，爲自己的名引導我走義路。
我雖然行過死蔭的幽谷，也不怕遭害，因爲你與我同在；
你的杖，你的竿，都安慰我。
在我敵人面前，你爲我擺設筵席；
你用油膏了我的頭，使我的福杯滿溢。
我一生一世必有恩惠慈愛隨著我；
我且要住在耶和華的殿中，直到永遠。

——《聖經》詩篇第二十三篇

很多脊髓損傷患者可能像我一樣，經歷前半年密集住院期，但回到家裡就走不出來，放棄了。有些人可能要隔好幾年才會願意再到醫院復健，因爲他比一般人更有理由放棄自己，比誰都有理由不要做什麼。

我們認識的幾位勇者中，其中一位是淡江建築系的傷友張世明，之前雖然曾放棄自己十六年，現在卻重新回到職場，還擔任脊髓損傷潛能發展中心生活重建組主任，成爲許多傷友自我勉勵的榜樣。

這些傷友不是因爲知識不足，才會放棄。其實進步對我們來說，再怎麼進步也沒有實質的功能，醫學上已經講白了，完全癱瘓就是完全癱瘓，這輩子不可能再起來行走，這就是定案。

「我活著的意義是什麼？」這是每位傷友都自問的問題，最根本的現實可能是金錢，財務上該怎麼辦？我可以做什麼工作？

有些脊髓損傷朋友需要政府給的身障生活補助，隨著嚴重程度，一個月三千到八千元不等。在工作難找的處境，這成爲他們生活的重要支持。

其實，傷友的生活調適，不是只有身體要復健，還有其他方面，需要恢復社交生活、興趣嗜好，甚至更進一步找回工作能力。

復健，不是跑短跑衝刺，更像是長跑。是否能堅持抵達終點，心態成爲關鍵。

看到自己擁有的，勇於嘗試

很多傷友知道我是精神科醫師，就來找我諮詢。我發現很多人的問題是出在「比較心態」。人跟人比較，只會看到自己的缺乏：「你有的我沒有，你當然可以怎樣，我就是不行！」可是正確的「比較」應該要看的是，自己擁有什麼，然後去珍惜它、善用它，才會爲自己加分。

因爲我是完全損傷，醫生說的沒錯，我這輩子不可能站起來走，學理上完全正確。因此，每當我看到自己有進步，就會感謝上帝。四年來，我往返醫院復健次數超過五百次。我總是在嘗試，是不是可能多做到一些事，這是憑信心的行動，這個過程要激發創意，就像創造新的生活，一點一滴建立回來。

我鼓勵傷友，要學習新的方式過生活。以前有休閒娛樂，現在也可以有，不管動態或靜態。靜態的閱讀、音樂、電影，比較沒有障礙，我喜歡看電影，受傷後就想盡辦法進電影院。動態就是運動，假如以前喜歡打籃球，現在可以打輪椅籃球，我就試過玩輪椅網球、手搖車、健身房，還喜歡去游泳。

我以前有工作，現在坐輪椅也可以工作，服務別人。

那是一個不斷跨出去的過程，我看到自己的進步，會因爲這樣而高興，這都跟看到「擁有什麼」這件事有關。雖然知易行難，還是可以做到。做就對了！

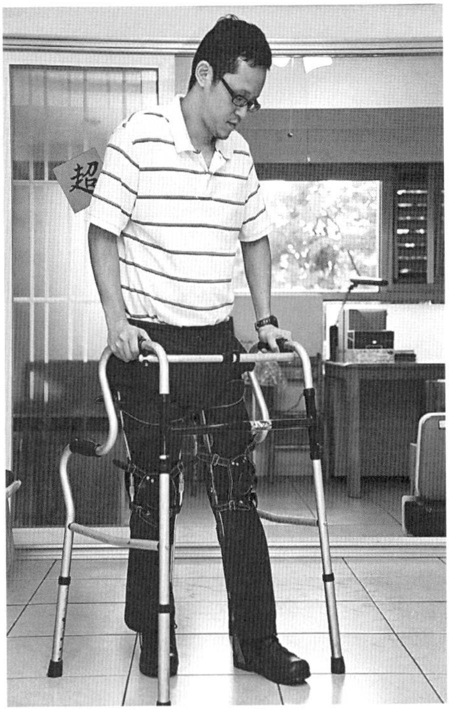

趁著週末空檔，我會穿上鐵鞋和助行器行走，努力居家復健。

記得傷後第四個月，我跟著傷友學習如何坐上駕駛座，當時我七手八腳從輪椅順利移位到駕駛座上，那種興奮的心情，至今都還記得，我又向前邁進一步了。

到了年底，我考取另一張駕照——身障駕照，終於，我可以自己開車回台中看癌末父親。過程雖然曲折，終究做到了。

考駕照的第一關體檢就不容易，去錯地方還過不了關呢！當時，如果是去台北市監理處，他會給你兩根枴杖，請你撐起來走兩步，我根本做不到，就甭談了。因此，我問到樹林的台北區監理所，只要輪椅行動自如，可以轉位上下車、沒有別的視力隱疾，基本上就過關了。爲什麼會有這樣的差異，主因是雙方詮釋法律的角度稍有不同。台北市監理處也正在和脊髓損傷協會溝通協調，希望取得共識。

當時上身障駕訓班，一期要花一萬三千元，實在太貴了！爲了不花冤枉錢，我的策略就是直接報考監理所路考，透過考試摸清楚他們的車與場地。

原來監理所路考用的特製車方向盤上有個駕駛球，還加上「手油門、手煞車」，這根橫桿位在駕駛盤左側，手往身體方向拉是加油門，往前方推是踩煞車，這不一定跟駕訓班的練習車一樣。

經過三次出征，前後一個多月的時間，第三次如有神助，在沒有任何錯誤下，過關！「學費」只要一千元呢。唉，花小錢過生活，這就是生活的樂趣嘛，不是嗎？

現在我如果要開車，是要費點勁，先用雙手把自己移位到駕駛座，接著，從副駕駛座拿起一條白色大毛巾，蓋在自己腿上，側身把車外超過十公斤的輪椅折疊，拉上駕駛座，再滑過毛巾上方，避免輪胎弄髒自己，穩穩的，輪椅卡入副駕駛座。前前後後，訓練到只要三分鐘就能完成。

三分鐘，完成這個動作，是一般人的六十倍。我是個失能者嗎？實際上，我早已不是當初那個連喝一杯水都要麻煩別人的癱子，儘管仍有不便，但我行動自由，更能走入人群。

現在，我每天開車上班，而後來更在東連文醫師的鼓勵下，隔週開車前往苗栗的國家衛生研究院，一年半下來，完成了台灣成癮次專科醫師訓練。

心境不同，哪怕旁人看來只是件微不足道的小事，我也能開心大半天。前陣子，我好不容易推輪椅到店裡，買了一條折價後兩百元的牛仔褲，我就很高興，因爲是意外後第一次自己買衣服。

有這麼多第一次豐富我的生活，關鍵在於，我看到自己擁有的，而非失去的，並勇於嘗試信心的行動。

至少我還擁有上半身和頭腦！

學校沒有教我們要盤點資源，但是這一點超級重要！述忱是我很重要的支柱，還有關心的家人，想想……上半身、頭腦也是我的資源。我雖然失去下半身知覺，但至少還擁有上半身和頭腦！

很多人覺得脊髓損傷帶來很大痛苦，我卻用不一樣的想法看待這個意外，一部分因爲我自己是精神科醫師，另外的關鍵因素是信仰。

我發現神眞的太偉大，祂有辦法把壞事整個翻轉過來，也有祂很多美好的計畫。我的正面能量很大一部分是從《聖經》來的，給了我很大的盼望與信心，其他，來自我在生活中的觀察，即使在那麼糟的情況下，仍然有來自上帝的祝福。

沒有宗教信仰的人，一樣可以找一些安全的方式，試著跟身旁的人開始分享。你可能會很意外，當拉近跟別人的距離後，本來覺得自己一直往深淵裡掉的，開始會發現至少有人托住你了，這種感覺很安慰。

然後，可以試著整理過去。包括找出相簿，翻看過去的照片，幫助你去想想自己曾擁有什麼，我就很珍惜自己曾有上山下海、跑馬拉松的回憶；跟過去相比，現在又有什麼新的體會，這些都是意外帶來的收穫。

回想四年前意外當下，在空中翻一圈一定是天使做的，不是我做的！我本來頭朝山下，如果這樣下去，頭一定撞上鐵柱，當場一命嗚呼。這過程都不是我可以控制，光這件事，就讓我看到危險發生時，還確實有神的祝福。

傷友聚在一起也很有趣，常幽默比較誰失去得多？傷頸髓的傷友，因爲只剩頸椎以上可以自由活動，往往會覺得自己失去更多，似乎可以理解。其實比較之下，傷胸腰髓的也要反向思考，自己爲什麼不是頸髓受傷。對呀，我很有可能失去的更多，甚至可能失去生命，但我還活著。

受傷後，碰到很多身心障礙朋友，我們對彼此的狀況都更感同身受。有一次，遇到一位因先天肌肉無力、坐輪椅的小姐，我對她說：「妳眞的很不容易，妳從小就這樣，這麼辛苦長大。」沒想到她卻回答說，她覺得我比她更辛苦，因爲她自己是先天患病，從小就習慣這一切，我卻是從高處掉到低谷，要在短時間內接受，更不容易。我謝謝她，她從我身上看見她擁有的，我也從她身上看到我所擁有的。

這很奇妙，我發現同樣是「比較」，要看到自己擁有什麼，而不是失去什麼。這些觀念是簡單的，當健康的人跟脊髓損傷朋友對話後，也要珍惜自己所擁有的，一切這看似「理所當然」的正常與健康。

你會走過低潮，也看得到盼望

本來在煩惱的事情，眞的有需要那麼煩惱嗎？

我很喜歡《聖經》詩篇第二十三篇，幾乎每天都在唱：

耶和華是我的牧者，我必不致缺乏。
他使我躺臥在青草地上，領我在可安歇的水邊。

他使我的靈魂甦醒，爲自己的名引導我走義路。
我雖然行過死蔭的幽谷，也不怕遭害，因爲你與我同在；
你的杖，你的竿，都安慰我。
在我敵人面前，你爲我擺設筵席；
你用油膏了我的頭，使我的福杯滿溢。
我一生一世必有恩惠慈愛隨著我；
我且要住在耶和華的殿中，直到永遠。

這首詩篇形容神像個牧羊人，帶著一頭小羊（自己），怎樣穿過人生的低谷，到了可以休息的水邊，讓靈魂能夠甦醒，甚至還在敵人面前擺一桌筵席。威脅跟祝福，同時在這個詩篇存在。

人生不也是如此？你會走過低潮，可是也看得到盼望，這就讓我很歡喜。因我知道，脊髓損傷的路，高高低低，未來還很長。

接下脊髓損傷基金會執行長

二〇一二年二月，感謝林進興董事長的邀請與看重，我加入新成立的財團法人台北市脊髓損傷社會福利基金會（簡稱脊髓損傷基金會），擔任首屆執行長，期許自己爲神所用，想辦法改變大環境，協助更多脊髓損傷朋友回歸社會，也找回他們的價值。

全台灣脊髓損傷傷友大概兩萬三千人，平均年齡二十七歲左右，是很年輕的族群。造成脊髓損傷的原因有六成以上都是意外，包括車禍或高處墜落等意外，少數是因爲疾病，例如癌症壓迫。

目前台灣各地的脊髓損傷協會都是社團法人，就像傷友族群聯誼的俱樂部，在台北市大約有兩百五十人、新北市有五百位會員，幫助脊髓損傷朋友，彼此鼓舞，走在一起、出遊。而脊髓損傷基金會訴求「友善世界，有你有我」。主要使命在幫助傷友更多的社會參與，並創造友善的社會環境。開辦以來，承接社會企業的國際研討會，想盡辦法創造身障者就業機會，改善社會對身障人士的各種不友善。努力迄今，台北市、新竹市共有二十五家企業組成

「友善企業聯盟」及「希望之光」，創造出近二十個工作機會給身障朋友。

除了想辦法創造就業機會，基金會也試圖鼓舞傷友家屬的士氣。我們提供新服務、心理支持團體給脊髓損傷傷友的家人，在心理師帶動下，家屬能彼此關照、彼此學習，學習疏解壓力，適度的放手，照顧好自己的健康。因爲傷友背後的家人、陪伴者常被忽略，反而需要更多關注。

基金會也開始扭轉大衆對身障人士的刻板印象，我身旁一同工作的夥伴張雅如小姐就是個典範。她是酒駕車禍的受害者，頸髓損傷、四肢完全癱瘓十五年以上了，老家在彰化，但她希望突破和改變，嘗試自己一個人和外傭協助者搬到台北，在基金會工作。現在基金會的宣傳品都是她一個人設計，也負責對外宣傳的公關角色。

她是優秀的主持人，今年五月十七日，在竹科舉辦第一屆志工論壇，就由她主持全場。一個傷到頸髓，只剩下頭部以上可以動的女生，竟能主持全場論壇，與會者都非常訝異，連副總統吳敦義也肯定她的表現，鼓舞了在場所有的人。

只不過，生活終究是一場馬拉松。我這個劫後醫生，回到現實世界，又再度面臨試煉。這回，我得學著以醫學專業治癒自己。

要募款四百萬元！我去哪裡募？

我接下基金會執行長後，知道草創基金會的存款數字一直在零上下擺動，一開始只能慢慢靠小額捐款支持，我始終擔心付不出員工薪水。

直到二〇一二年底開完董監事會，規畫明年度計畫，我身上又扛上四百多萬元的募款壓力，這壓力累積，竟讓我一度有想輕生的衝動。

我知道生命掌握在神，不能任意結束它。對生命要重視珍惜，充滿神的恩典去看待。可是輕生的衝動，就像偷進家門的賊，在你最不經意的時候，破門而入。它是我無法控制的，也不是我願意的。既然那個念頭不是我想要，念頭出現時我會立刻拒絕它，可是出現拒絕、再出現再拒絕……，它怎麼一直來，它要癱瘓我了。

原來脊髓損傷帶來的挑戰，來的時候眞的很挑戰，不會因爲我脫離剛受傷比較久，就不會往下墜落，其實試煉一直存在。

我知道萬一處在輕生念頭湧現的情境太久，我眞的有可能被說服。當我一發現輕生念頭，揮之不去，就趕快打電話給述忱、尙文牧師求救，他們都是我很重要的生命保鑣，馬上給我需要的安定和支持。經過沉澱，才察覺到原來當時壓力很大，神經痛又痛得厲害，讓我很緊繃、疲勞。我是執行長，還要負責新的年度募款四百萬元，我去哪裡募？

基金會運作是這樣，我先開出要做多少服務，這些服務要花多少錢，對應起來就要有計畫地募到這些錢。董事會時，我初步列了十多項服務，算一算要四百六十萬元，光執行那些服務就已經壓力很大，何況又要募到四百六十萬元，可是報告當時的我卻沒想到。

現在回頭想，輕生念頭的襲擊，正是我剛開完董監事會議時。在董事會報告前，我爲了報告明年度計畫案，焦頭爛額。等報告完了眞的要執行，才想說：天呀，怎麼做？基金會那時只有三個人，我還更悲觀地想：其實一個只有頭部以上可以動、一個胸部以上，另一個健康人，人力加起來只有兩個不到。

我絲毫沒有頭緒，不曉得募款先？還是服務先？沒有錢，又怎麼做服務，慢慢地被捲入靠自己解決問題的漩渦中，逐漸不可自拔。我努力想辦法去理解、消化這些事情做起來要花多少時間，我們三個人要花多少時間。

沒人怎麼做事？好，我可以找社工，但我也缺錢，沒人又怎麼募款呢？所有事情都攪在一起，走入了死胡同。這時候，我所學的精神醫學專業，竟幫不了自己。

我像是一個快滅頂的人，整個人被淹沒，連浮木都抓不到，完全慌掉了，腦袋也在空轉。我沒有辦法從自身跳脫出來，不知道怎麼做才能擺脫困境。

我就是沒辦法灑脫地說：「募不到錢就算了，有什麼大不了？」

我掉入了自己的盲點。因爲別人都說可以達成，那我不只應該做完，還要做到更好。過去的一百分性格，竟又像鬼魂般回來糾纏自己。

所幸，我沒有向一百分魔鬼投降。

磨難與祝福總是交錯的出現。前一天，我還在爲募款煩惱，我告訴述忱自己是很悲觀的人，絕對募不到四百萬元，述忱卻告訴我要樂觀，神一定會憐憫我們脊髓損傷族群，當晚我們認眞爲此禱告。隔天，我去一家燒臘店用餐，迎面走來一對老夫妻，明明店裡還有其他空位，他們卻刻意跟我坐同一桌，還向老闆要求來份跟我一樣的三寶飯，又點湯。等湯來，不僅自動幫我盛一碗，還脊髓損傷基金會標誌，中間輪椅人背部的刻痕，代表脊髓損傷的傷友；與兩旁健康人並排站立，象徵著傷友與健康人彼此幫助的「友善世界」。

主動找我寒暄了起來。

我絲毫沒向他們提募款的事，只說自己在基金會工作，沒想到，夫妻倆卻在桌下開始數鈔票，最後拿出五千元捐給基金會，連菜錢都幫我付了。這對夫婦奇蹟般的捐款，正是神回應了我們前晚的禱告，在我極大的困境中，給予即時雨般鼓舞，點醒我非常需要別人協助。

感謝基金會董事、台灣惠普前董事長黃河明和余松培董事很有智慧，提出了台北愛樂慈善音樂會募款計畫，讓危機解除大半。

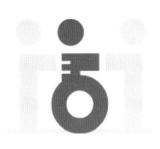

這些深刻體會，正反映在我們基金會的標誌上，代表的正是當健康人幫助坐輪椅朋友，坐輪椅朋友也有能力再去幫忙健康的人，這會是友善的新世界！

有時我也在想「爲什麼」，爲什麼上帝沒有讓我馬上站起來？我後來明白，或許上帝要我學習「付

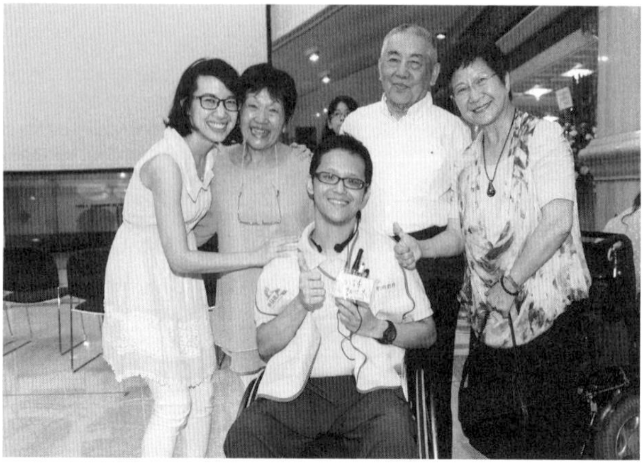
今年基金會募款音樂會後，全家笑著留下合照。

出」，一種更高明的付出，就是我坐在輪椅上，讓別人能夠開心地幫上忙，讓對方體會到付出的快樂。

我對完美跟殘缺，有了不同體會。大家看我，可能認爲我失去了向來的成功，可是我看現在的生命，卻因爲這個經歷跟更多人互動，有更多出乎意料外的美好出現，這世上沒有完美，卻有圓滿的可能。

這種圓滿來自人跟人之間的付出與被付出，一種善意被傳遞。所以，我認同基金會友善世界，有你有我的理念，這世界中，有健康的人，也有身心障礙朋友，因爲友善，這世界變得更美好。

我相信不管是健康人、還是脊髓損

傷朋友，我們是彼此需要（interdependent）的。因爲有彼此，我們才看見平時被忽略的擁有，我們也從彼此身上，看見自己擁有付出與接受付出的價值。

八月十八日，基金會首度號召全台上百位脊髓損傷傷友走出家裡，走進人群；前進國家音樂廳，享受台北愛樂管弦樂團一流的演出，這場年度慈善音樂會在衆人叫好聲中順利落幕，四百萬元募款預算幾乎達標。能和基金會同仁一起打了漂亮的一仗，眞是我的榮幸，也再次見證神偉大的作爲。

重拍婚紗照，紀念打不死的愛情

因爲我和述忱已經經歷這麼一遭，其實並不忌諱談死亡。有時候我會開玩笑說，在這世上沒有什麼好留戀的，寧可早點去見神，述忱也知道，我們是站在這樣的基礎上，珍惜和彼此相處的每一天。

自從發生意外以來，述忱就很想拍有輪椅的婚紗照，紀念我們這「打不死的愛情」。

這個念頭一直放在述忱心中。有一天她在團購網上看到一個令人心動的

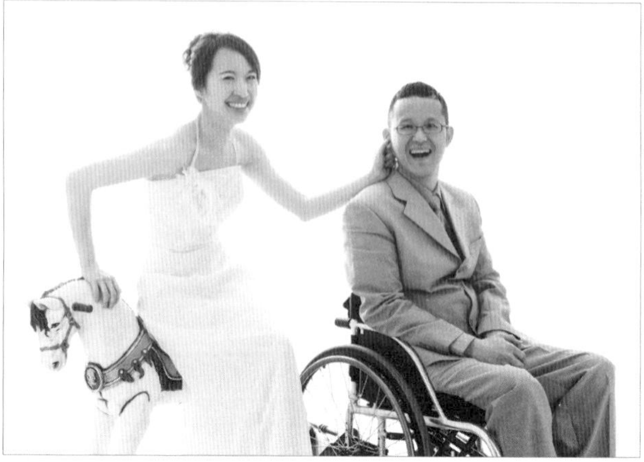

結婚10週年紀念照片，傳神說出我們的關係。述忱的不離不棄，向我彰顯上帝的慈愛。

攝影專案：二三折！只要一千六百八十元，就能享有個性風格精緻寫眞照十二組，加贈音樂摩天輪相框組及專業修片，還可以選擇外景拍攝。

WOW！太划算了，述忱跟我討論一下就訂了。我們拍了期待已久的輪椅婚紗照，現在照片醒目地放在客廳。

述忱是社工專業，原來所學和音樂完全沒關，但這幾年卻進修了許多音樂課程。她在醫院照顧我時，發現住院的病人日子很無聊，她深知音樂是關心別人的好管道，同時具有療癒效果，所以嘗試寫歌，特別是讓住院患者聽到後，可以放鬆心情的音樂。

感謝神，用她寫下一首動人的歌給

我，在她動聽的歌聲中，紀念上帝向我們顯明的愛，帶我們走過的路：

還好有你，告訴我，你愛我，
雙手托住，讓我，停止墜落，
錯還是錯，你卻能，保護我，
你給的愛，已勝過這一切，突破重圍。
——黃述忱寫給超彥的歌〈因你愛我〉

下一步，還想完成什麼？

我們很期待在有限的人生，能鼓舞更多的人，一同創造出不同凡響的回憶。我相信述忱的音樂CD能夠感動很多人。更希望有一天看到，她站在臺上唱歌鼓勵別人。

如果有機會靠自己力量站起來行走，我也想和述忱、好朋友再一起上高山，創造美好的回憶。在山上，我看到的山峰、森林和雲海，總是讓我讚嘆上帝自己的創作，並擁抱自己該有的謙卑態度。

的確，神要讓我離世是很容易的事，既然沒有發生，我就試著去尋找祂讓我活下來的意義。儘管現在的我用不了快樂的語氣說出：「這場疾病或意外，是我一生發生過最棒的事情！」可是當我一路走來，整個過程對我而言確實太過不可思議。還記得接受TVBS「看板人物」主持人方念華的採訪時，最後她問到：「如果還有選擇的機會，你會希望這樣的意外發生嗎？」我記得自己發自內心的回答：「……我相信這是上帝最好的安排！」的確如此。

二〇〇九年之前，我努力爲神而活，大部分事情照我計畫實現，去北京工作、傳福音壓力很大，順服中，我跟神的關係越來越親近；在受傷後，自己跟上帝關係走到另一個高峰，對神有更完全的信心，我和述忱的關係也變得更親近，家人關係改善，我和身旁的人都更懂得珍惜、擁有和給予，愛與被愛。

說實在，我當基金會執行長這段期間，鎮日忙碌，以至於沒時間好好思考。儘管完成了音樂會或國際研討會……這些大事，對我而言，還是會有失落感。我想起受傷前，自己的生命意義比較像是：我以爲可以幫上帝完成什麼偉大的事？例如成爲一位精神科醫師、去北京傳福音；受傷後，我開始明白自己另外一個角色，我的生命意義變成是去做神要我做的事，並決心與祂同行，傳說神偉大的作為。前者像在展現自己的能力，受傷後，我才體會後者，反而更接近神跟人之間的關係，我覺得更踏實了。

面對困境的態度對了，祝福就來了

很奇妙的事，神經痛雖然痛苦，卻可以讓我學習謙卑。疼痛一再提醒著我：我需要跟上帝禱告。因為我沒辦法像搞定感冒般，靠著看醫師和用藥，讓神經痛隨著時間痊癒。

當我跟上帝關係走到一個高峰，真不希望再掉回以前的樣子。發現並實現祂的計畫，是我活著的意義，也是探索的過程。我希望自己不要再錯失了。我不用在神面前再證明我的能力，拚命想得到祂的掌聲，祂已經接納我了，我可以把內心的完美性格放下，不用再那麼辛苦。

二〇一三年九月底，我決定卸下基金會執行長，從十月開始轉任副執行長。透過生命教育演講，希望多跟群眾互動。感謝湯華盛醫師多次邀請我去政大演講，以及許多學校、機關團體的邀約，我發現如果能夠把一些好的態度讓更多人知道，很多人會大受激勵，碰到生命的考驗時，可以減少驚惶失措和失落，甚至避免因挫折造成憂鬱症。

《聖經》詩篇三十四章第十九節說：「義人多有苦難，但耶和華救他脫離這一切。」讀到這段經文，我對自己發生意外就有了一個初步解答：不是只有壞蛋才會碰到苦難，好人也會碰到苦難。神不是因爲是壞蛋就懲罰你，不是因爲我做錯什麼，所以被懲罰。

我的感受上很低潮，可是我願意讓上帝去更新我的想法，去相信祂是良善的，祂的計畫是完美的。我事後想想，如果我沒受傷，工研院機械腿的發展可能會是另一個故事。

因爲愛，帶來盼望，也帶來勇氣，助我穿過生活的重重限制。透過自己的經歷，我希望一般人能夠從我身上看到，原來發生意外不像中國人講的悽慘，苦難其實有它正面的意涵，苦難，反而會增加生命的深度，我經歷過的，是更多的愛與盼望。

如果有這樣的經歷，你會知道苦難不是純然負面，我希望大家讀到我的故事後，會有更多盼望，在明白自己其實很渺小的同時，也開始明白，有上帝一位至高的存在掌管這一切，即使你不認識上帝，你可以因此覺得更安心，更有盼望，那也是很好的事情。

大部分台灣人都很努力，也很辛苦，當遇到挫折時，多半專注靠自己的努力想突破困局，困難重重，難免就會有很多抱怨，忘記去感謝。

這場苦難過程給我的功課是，我要體會到自己的有限，即使我們可以喊口號，好像我有件T恤衣服上的字樣：「Life without limits.（生命有無限可能）！」但喊口號的同時，也要準備好，人終究是有局限的，我必須學著謙卑接受。

挫折對人是極其珍貴的，是有正面意義的，那是學習放手，學習接受，學習開始尋求幫助，學習彼此需要的起點。

當我們在問：「爲什麼是我發生這件事情？」其他人也應該要問：「爲什麼不是我？」而生發更多的感激，去珍惜現在身旁擁有的人事物，更有力量伸出援手，幫助有需要的人。當人面對困境的態度對了，祝福也就跟著來了。

我是多麼熱烈的希望，能夠以自己的經歷，鼓舞正受困的、缺乏勇氣的人們。我想告訴大家，原來，信心的力量，是如此巨大。信心，可以逆轉一切。

何時需要找精神科醫師幫忙？

大部分人不喜歡看醫生，更不喜歡看精神科醫生，但生活在這個憂鬱症影響越來越多人的年代，實在需要對它多一點了解。

經歷重大的失落，容易承受超過負荷的壓力，憂鬱症悄悄找上門的機會就增加了。下面列出經歷失落中，普遍會有的悲傷反應，也列出一些「紅色警訊」，表示有憂鬱症影響的可能。

一般的悲傷反應：

- 知道自己心情不好，是因為悲傷哀慟逝去的人、事、物。
- 心情不好通常是因為提到或想到失去的。
- 心情憂鬱通常在事後兩個月內發生，持續時間少於兩個月，對於生活的影響通常是暫時的、輕微的。

「紅色警訊」：

．心情不好是沒來由、自發的。

．心情憂鬱的時間太久，影響層面廣泛，甚至無法維持工作、影響和身旁人的關係等。

．長時間沒胃口，或者長期睡不好。

．覺得自己很虛弱，甚至覺得自己有重大缺陷、很糟糕。

．過度的罪惡感，覺得自己沒用，有自殺的念頭。

．動作變得緩慢。

如果出現「紅色警訊」，建議找精神科醫師幫忙，醫生可以做出診斷，判斷是否有憂鬱症，並提供更進一步的幫助。

當你想協助時，可以這麼說：

「我看你很難過，一定很痛苦！」

「我感覺跟平常的你不太一樣，可能你的壓力太大了！……我建議找精神科醫師，他們可以幫你過得好一點。」

或許因為你的這個關心，就幫助受困許久的人，找到一線生機。

跋

黑洞與太陽

萬年生

凌晨三點鐘，拖稿一週的我又失眠了。

燈下白，燈外黑，看著螢幕，關於替書收尾的跋，十分鐘過去了還在醞釀，我一個字也寫不出來；這時，屋外忽有雨滴從屋簷上滾落，大大小小，重重砸在柏油路上，每一聲，聽來都那麼沉。

雨下下來了。

我的思緒回到一百天前，想起在工研院協助安排下，第一次到基金會採訪「鋼鐵人醫生」超彥，當時害怕勾起對方雨天般的抑鬱心事帶來二度傷害，問問題時一直戰戰兢兢……。

這一百天來，我前前後後採訪超彥、述忱夫妻倆不下十次，他們每次都願意毫無保留的，與我分享起伏苦樂，他們是多麼熱切的希望，能夠以自身經歷，鼓舞正受困的、缺乏勇氣的人們。

算一算，這個題目的採訪，我竟累積了近九萬字的逐字稿，全都是自己一字字整理出來的，想著每次邊聽錄音檔，邊跟著他們的生命故事和心情起伏，過程蓄積了許多感情。

當記者近五年來，幾個第一次確實都獻給了超彥和述忱。

第一次閱讀《聖經》，第一次同個題目如此密集採訪，第一次截稿前在醫院病房採訪急診住院病人，第一次遇到受訪者三十分鐘內當面連續哽咽數次，第一次寫稿寫到落淚，第一次從原本兩頁的人物稿進階到一個人完成快二十頁的《商業周刊》封面故事，第一次在日本旅遊時校稿，接著再連續熬夜兩天寫稿，甚至還第一次有機會完成了生平中第一本書並出版……。

現在想來，自己就像一棵樹，明明做成了家具，卻還要回憶當初的枝繁葉茂。不過和超彥、述忱這對過去人人稱羨的「金童玉女」比起來，我的經歷簡直微不足道。

一場滑雪意外，超彥跌掉了完美人生，他不只脊椎斷了，胸腔以下失去知覺，還曾被自己台大醫學系老師宣判：這輩子不能再站立行走了！一夕間，他從過去樣樣拿一百分的天之驕子變地上癱子。

現在，他卻靠著信仰和信念重新站了起來。

儘管如此，其實我內心某部分還是很難想像，重傷，明明就是個質量和密度極大的黑洞，把他們周圍所有光亮都給吸取耗盡，因爲四年前那場撞擊意外帶來的痛楚，讓夫妻倆的生活從此有了翻天覆地也一去不回的變化，後遺的力道絕對無所不在；但在超彥和述忱身上，反而像太陽般發光放熱，替自己和四周親友甚至陌生人都帶來溫暖和更多的正面能量，希望看完書的讀者，也能從中得到感動和力量。

就外界眼光，眞的太難想像他們怎麼過得如此好、如此歡樂，甚至還能一直散發正面的力量，不過，很大程度只能從信仰來解釋，「雖然可能以外界來看，我們是倒退，可是我覺得我們是一直一起不斷在前進，」述忱如是說。

我不是基督徒，有時他們提到宗教如何成爲背後那雙托住他們的手時，不免感覺隔了一層，但夫妻倆在我漫長採訪寫作過程仍不時爲我禱告，禱告神能指引我的手、我的筆，祝福我進入寫作軌道，運用文字舞台，傳達更多愛與光線給台灣人。並分享他們都很喜愛的《聖經》經文：「**我深信那在你們心裡動了善工的，必成全這工……。**」（〈腓立比書〉一章第六節）我似乎也漸漸明白了，眞正關鍵的是那顆懂得感謝與助人的心。

不只如此，當他們去廈門旅遊，回台時竟不忘買伴手禮給我：貢糖和「有機晚安好睡花草茶」，超彥還當面叮嚀我別因寫稿常熬夜，要好好養肝，盼我喝了茶可以有好眠；這陣子他們又去了十年前度蜜月的澎湖舊地重遊，這次不只我有伴手禮，夫妻倆還記得連攝影記者、出版部編輯、協助安排採訪的品牌公關部同事等人也一併照顧到。

當我一次次接收到這樣極其善意的關心和鼓勵，感受到的眞摯和溫暖情誼，自己這百日也彷彿經歷了場療癒之旅，儘管每一個受挫當下，未必眞能立刻文思泉湧、低潮馬上消散，至少心裡是安定的，不再患得患失，至今仍給我前行的力量。這是在宗教之外，夫妻倆給人的太陽之力正能量。

俄國文豪伏爾泰曾說，幸福是假象，唯有苦難才眞實。但在他們身上，我卻看到幸福同樣是眞眞切切的。

直到現在，夫妻倆都還在和「黃金」奮鬥。

前陣子，超彥和岳父母一起幫述忱慶生，沒想到在吃完大餐的回程車上，超彥竟送了述忱一份「土石流」黃金大禮。飛車過程中，金色的土石流已滲入座位縫隙，述忱便掏出自己久未施展的「黃金右手」，擦遍座椅。

當她揮汗擦著車內黃金時，心裡還是會吶喊：「爲何我們的人生依然這麼屎尿未及？……」她只有天天不斷學習愛，學著面對自己的自私與驕傲，努力不爲惡所勝。超彥同樣一再告訴自己：「我要接受，這就是我的生活！」

儘管他們的夫妻之愛在日常生活瑣事摩擦中，曾經擦痛，卻也因此一再磨亮。因爲愛，給了他們盼望與勇氣。他們懂得享受苦中作樂的人生。

生日的「黃金大禮」，讓述忱自封「黃金女郎」，還形容超彥是她最親愛的「金礦王子」；超彥最近吃藥尿液因此變橘色，他便自嘲自己是「芬達製造機」；而我，一直麻煩夫妻倆補採訪或確認細節，以及說好的雜誌出刊時間又因突發新聞事件一再順延，常常要說抱歉，我的英文名Quake（桂格）就這樣被改成了「跪哥」（淚），可是我覺得很有趣，是我們之間的笑話。

眾生平等，偏偏命運沒有。或許幽默感和逆向思考，正是他們學著去對抗命運並看到祝福的方式。

記得曾在一本書上，看到過人類馴象的故事。故事大意是，馴象的方法是把小象用鐵鏈拴在樹墩上，小象會掙扎，但力量還不足以拔起樹墩。在一次次失敗後，小象就放棄了，並且記住了「鎖鏈是脫離不了的」，等長大後，鎖鏈早已不足以承受其力量，從小深植的記憶，卻讓象散失了扯斷鎖鏈和樹墩的想法。就這樣，一條小鐵鏈和樹墩，竟然約束了一頭大象。

整個社會和環境種種，都有下迷藥的本事。有時，真的要勇敢破除自己思考的框架，否則，就會一直困在原地。

就像超彥明明失去下半身知覺，他想的卻是：「我還擁有上半身和頭腦！」他認為，眞正的勇敢，是看到自己擁有什麼，不是失去什麼。

多麼振奮人心！

但，黑洞的強大重力場帶來的壓力，不時還是會擠壓出這位「鋼鐵人醫生」太陽背後的脆弱甚至黑暗面。例如，至今仍二十四小時伴隨他的神經痛、基金會執行長的巨大募款壓力，以及他自小受父親懲罰所規訓出的完美性格……。他深知，只有承認最深的軟弱，才能靠近自己，同時更堅強。

隨著超彥父親辭世，最終，他跟過去嚴厲管教的父親和自己內在的不完美和解了。「我後來明白，父親的愛不用言語，而是表現在對我們的物質供應上。」老實說，我自己唯一一次寫稿淚水嘩啦啦落了下來，便是在寫完超彥提到這段父子之情時。

只不過，不論親子、夫妻或手足之情，難道非要用這麼大的代價，才能學會勇敢面對自己的軟弱？

看了《鋼鐵人醫生》的故事，我們是否要繼續隨波逐流，或者勇敢前行，掙脫綑綁？

〈因你愛我〉CD介紹

黃逑忱

親愛的讀者，我是逑忱，Susan。閱讀至此，故事的篇章還沒有結束呢。

因為，我還有兩首歌，想要唱給你們聽。這兩首歌，是超彥和我想要送給你們的禮物。

在超彥生病住院時，我們每天都會唱教會的詩歌，尤其是在開口禱告以前。每一次唱，我們就得到安慰；每一次唱，心裡就更加有力量，去面對我們人生中的困境。原本空空的、失去勇氣的心，在唱歌的過程中，竟然逐漸被填滿了，讓我們充滿力量，再去與隔天的困難搏鬥！

為什麼呢？

因為，這些教會的詩歌告訴了我，上帝有多麼愛我，祂有多麼寶貝我，而且，對於我生命中所發生的苦難，祂承諾一定會幫助我。當創造宇宙萬物的全能神都站在我這邊了，我還怕什麼呢？

這些話，《聖經》裡都已說明白；而教會詩歌，則透過音樂的旋律，讓這些信念流進我們心裡。於是乎充滿了勇氣，於是乎增強了信心。

〈祢的信實廣大〉

超彥在病床邊最喜歡的其中一首歌，就是〈祢的信實廣大〉。每次唱到「清晨復清晨，更經歷新恩」，就給他勇氣，去對抗早上一睜開眼，已等候要折磨他的神經痛。

有一次，他去台大醫院復健，陪伴他復健的弟兄Fisher和他禱告，唱到最後一句「祢的信實廣大，顯在我身」時，他掉下淚來，因為他看到自己的身體即使不再完美，上帝的信實卻依舊顯在他的身上。因為，每一天他都活在愛與恩典之中。他知道，自己有任何進步，都不是理所當然的，要感謝上帝。

〈因你愛我〉

〈因你愛我〉則是我寫給超彥的歌。這首歌，其實是我幫他唱出了心聲。他能夠面對這一切，承受生命中難以承受之痛，不是他有鋼鐵般的意志，或有什麼過人之處。這一切，都是因為「愛」。

誰的愛？家人的愛、教會的愛、朋友的愛、你的愛、我的愛……最重要的，是上帝的愛！愛像是一張保護網，將意外後不斷墜落的我們托住，不再下墜。因為愛，我們心裡很踏實，即使跌回了原點，也能接受現實，再出發。

線上收聽網址：http://walkingparalytic.blogspot.tw/

奇蹟般的黃金製作團隊

其實，想要送一張ＣＤ給親愛的朋友們，這個念頭已經很久了。我覺得自己的歌唱技巧並不怎麼樣，但是很多人告訴我，他們被我的歌聲安慰到。也許，是因為他們聽到了我對上帝的情感，也從中聽到了生命的韌性與力量。

感謝商業周刊出版部總編輯幸娟姊，在聽到我提案想送讀者ＣＤ時，沒有潑我冷水，而是鼓勵害羞的我，既然要做，就放膽去做吧。在她的支持下，我出發了！此時，是二〇一三年的九月初。

在短短一個半月內要製作出音樂ＣＤ，必須要極有默契的專業團隊。我該怎麼辦！禱告之後，我打了電話給製作人莊重，在他的串聯之下，奇蹟般的黃金製作群一一出現。

感謝音樂工作者陳吉士（Leon），也是好姐妹Cecilia的先生，三天內把曲子編完，並聯絡上台北的創異工作室，由多次入圍金曲獎與金音獎的苦瓜老師，親自上陣協助錄音。感謝苦瓜老師，找到知名音樂配唱林美璘老師，不厭其煩地修正我的唱法，並錄了六軌和聲。也感謝金曲獎得主陳主惠老師，願意為這張ＣＤ錄製大提琴。這張ＣＤ，因著這些音樂人對我們的疼愛，誕生了。對我而言，這一切只能說是奇蹟。

所以，親愛的讀者，看到我在這樣的困境中，仍有人這樣愛我們，夢想在艱難的處境下被上帝帶領而完成，希望你不論面對任何困難，都不要放棄。我相信上帝會聆聽你的呼求，只要祢願意信任並等候祂的帶領！

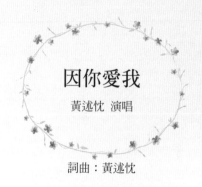

因你愛我

黃述忱 演唱

詞曲：黃述忱

（1）

從沒想過這一天，會被如此地熬煉，
身體心靈和一切，轉眼，瞬間，破碎；
從未夢過這一夜，這個角落這麼黑，
所有夢想和未來，都已，墜落，原點。

窗外的天一樣地藍，陽光卻照不進床邊，
外面風景依舊燦爛，困難卻封鎖我世界。

還好有你，告訴我，你愛我，
雙手托住，讓我，停止墜落，
錯還是錯，你卻能，保護我，
你給的愛，已勝過這一切，突破重圍。

（2）

日復一日的鍛鍊，考驗著我的信念，
每個肌肉的聯結，縱然，疼痛，卻甜；
試著用我每一天，細細品嚐你恩典，
每個步伐都盡力，勇敢，抓住，機會。

天搖地動沒有改變，你指引我方向往前，
烏雲仍然遮住天邊，盼望就在我的眼前。

因為有你，告訴我，你愛我，
擁抱著我，瞭解著，所有軟弱，
你看著我，微笑著，對我說，
親愛寶貝，你如真金寶貴。

因為有你，告訴我，你愛我，
雙手托住，讓我，停止墜落，
錯還是錯，你卻能，保護我，
你給的愛，已扭轉了黑夜，更新一切。

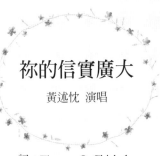

祢的信實廣大

黃述忱 演唱

詞：Thomas O. Chisholm
曲：William M. Runyan

（1）

祢的信實廣大，我神我天父，
在祢永遠沒有轉動影兒；
永不改變，天父每天施憐憫，
創始成終的主，施恩不盡。

（2）

春夏秋冬四季，有栽種收成，
日月星辰時刻運轉不停；
宇宙萬物，都見證造物主宰，
述說天父信實，憐憫慈愛。

（3）

祢赦免我罪過，賜永遠安寧，
祢常與我同在安慰引領；
求賜今天力量，明天的盼望，
從天降下恩典，福樂無盡。

（副）

祢的信實廣大，祢的信實廣大，
清晨復清晨，更經歷新恩；
我所需用祢恩手豐富預備，
祢的信實廣大，顯在我身。

經濟上的評估與求助

當遇到強力考驗，造成身心障礙、影響生活時，必要的因應措施就是，在照顧好自己健康之餘，也要做好經濟上的評估，並了解可以尋求哪些社會資源的幫助，準備好走過最困難的路。以下相關資源可提供參考：

・**醫院社工室**：如果是發生嚴重的疾病或意外住院，透過醫院社工，能協助你在住院期間，辦理所需要的健保重大傷病卡，或者申請身心障礙手冊，可以減輕不少經濟負擔，在離院回家前，也能夠聯絡自家地方上的社會局處。

・**民間商業保險**：如果意外發生時已經有保險，就可以申請理賠給付。如果現在的你健康年輕，卻還沒投保，就須趕快為自己做好保險規畫，好避免突如其來的意外，以減輕自己與家人的負擔。

・**勞工保險**：只要是受雇用工作，依據勞基法規定，雇主應該要協助投保勞工保險，好享有勞工保險的保障。同樣有保險給付，並有職業災害給付的保障。

・**各地方社會局處的福利服務**：依據新制核發身心障礙手冊，享有不同的身心障礙福利服務，包括：生活補助、生活輔助器具（包括居家無障礙工程）補助、托育養護補助、居家喘息服務、居家服務、房屋租金補助、身障者交通福利（身障專用停車位識別證、公車捷運計程車搭乘優待、身心障礙者復康巴士）、預防走失手鍊等。

- **各地方勞動局處**：提供身心障礙就業的服務，包括就業輔導、職業訓練、就業補助、職務再設計（補助就業職場雇主，提供障礙者所需要的輔助器具或無障礙環境）等。
- **各地方民間協會的幫助**：隨著不同的障礙需要，可以找到不同的協會，如：我就找到脊髓損傷協會（詳見附錄5），在協會裡，可以找到同儕，結交面對類似困難的新朋友，了解他們的來時路，對恢復一般社會生活有很大的幫助。

各縣市長期照顧管理中心（照管中心）

台北市長期照顧管理中心		台北市中山區錦州街233號 02-2537-1099 東區、南區（南港、內湖、信義、大安、松山、文山） 02-2537-1099分機200-255 中區、西區（大同、中山、中正、萬華） 02-2537-1099 分機300-312 北區（士林、北投） 02-2537-1099分機500-512
新北市長期照顧管理中心	板橋分站	新北市板橋區中正路10號2樓 02-2968-3331
	雙和分站（中和、永和）	新北市中和區南山路4巷3號2樓 02-2246-4570
	三重分站（三重、蘆洲）	新北市三重區新北大道一段3號6樓 02-2984-3246
	三峽分站（三峽、土城、樹林、鶯歌）	新北市三峽區光明路71號3樓 02-2674-2858
	淡水分站（淡水、八里、三芝、石門、金山、萬里、林口、五股）	新北市淡水區中山路158號3樓 02-2629-7761
	新店分站（新店、深坑、烏來、石碇、坪林）	新北市新店區北新路一段88巷11號4樓 02-2911-7079
	新莊分站（新莊、泰山）	新北市新莊區富貴路156號1樓 02-8521-9801
	汐止分站（汐止、平溪、瑞芳、雙溪、貢寮）	新北市汐止區新台五路一段266號3樓 02-2690-3966

桃園市長期照顧管理中心	衛生局	桃園市桃園區縣府路55號1樓 03-332-1328
	南區分站	桃園市中壢區溪洲街298號4樓 03-461-3990
	復興分站	桃園市復興區澤仁里中正路25號 03-382-1265分機503
新竹市長期照顧管理中心		新竹市中央路241號10樓 03-535-5191
新竹縣長期照顧管理中心		新竹縣竹北市光明六路10號B棟4樓 03-551-8101分機5210-5221
苗栗縣長期照護管理中心	總站	苗栗縣苗栗市府前路1號5樓 （苗栗縣政府第2辦公大樓） 037-559-316（長期照顧業務）
	頭份分站	苗栗縣頭份鎮頭份里顯會路72號3樓 （苗栗縣頭份鎮衛生所） 037-684-074
台中市長期照護管理中心	豐原站（豐園、后里、石岡、東勢、和平、潭子、大雅、神岡、龍井、外埔）	台中市豐原區中興路136號 04-2515-2888
	北區分站（中區、東區、西區、南區、北區、北屯、西屯、南屯、太平、霧峰、大肚）	台中市北區永興街301 號 04-2236-3260
彰化縣長期照護管理中心		彰化縣彰化市曉陽路1號5-6樓 04-727-8503

南投縣長期照顧管理中心	總站	南投縣南投市復興路6號 049-220-9595
	仁愛分站	南投縣仁愛鄉大同村五福巷17號 049-280-3419
	信義分站	南投縣信義鄉玉山路45號 049-279-1148
雲林縣長期照顧管理中心	總站（斗六、林內、莿桐、斗南、古坑、大埤）	雲林縣斗六市府文路22號 05-535-2880、05-534-2600、05-534-4938、05-535-0043、05-537-6022 第二辦公室 05-537-4263、05-537-4639
嘉義市長期照顧管理中心		嘉義市德明路1號 05-233-6889
嘉義縣長期照顧管理中心	總站	嘉義縣太保市祥和二路東段3號 05-362-5750
台南市長期照顧管理中心	總部	台南市安平區中華西路二段315號6樓 06-293-1232、06-293-1233
高雄市長期照顧管理中心（高雄市落實到各區衛生所）	總站	高雄市苓雅區凱旋二路132號 07-713-4000、07-713-4003、07-713-4005
	大寮區衛生所	高雄市大寮區進學路129巷2-1號 07-782-1292、07-783-6360
	仁武區衛生所	高雄市仁武區地政街23號 07-373-6031
	岡山區衛生所	高雄市岡山區公園路50號 07-622-4718
	永安區衛生所	高雄市永安區永安路26號 07-691-0923
	美濃區衛生所	高雄市美濃區美中路246號 07-682-2810、07-682-2811

屏東縣長期照顧管理中心	總站	屏東縣屏東市自由路527號 08-766-2900、08-766-2908（外看專線）
基隆市長期照顧管理中心		基隆市安樂路二段164號前棟5樓 02-2434-0234
宜蘭縣長期照顧管理中心		宜蘭縣宜蘭市聖後街141號 03-935-9990
花蓮縣長期照顧管理中心	總站北區（花蓮市、吉安、壽豐、新城、鳳林、萬榮、光復）	花蓮縣花蓮市文苑路12號3樓 03-822-6889、03-822-2911
	南區分站（玉里、富里、馬遠、紅葉）	花蓮縣玉里鎮中正路152號1樓 03-898-0220
台東縣長期照顧管理中心	總站	台東縣台東市博愛路336號1樓 089-340-705
澎湖縣長期照顧管理中心		澎湖縣馬公市中正路115號 06-926-7242、06-927-2162分機266-269
金門縣長期照顧管理中心		金門縣金湖鎮新市里中正路1-1號2樓 082-334-228、082-337-521分機118-120
連江縣長期照顧管理中心		馬祖南竿鄉復興村216-1號 0836-220-95分機211

＊想洽詢長照相關問題，全台皆可直接撥打1966長期照顧服務專線，聯繫各地照管中心。
＊此處僅摘錄部分照管中心資料，想看更多資料請上商周官網下載。

各縣市居家身障用電補助相關單位

機關名稱		電話
台北市政府社會局		02-2720-8889分機2267、1617
新北市	輔具資源中心	02-82867045分機102-112
	社會局	02-29603456分機3642、3643
桃園縣政府社會局		03-3322101分機6300
新竹市身心障礙福利科		03-535-2386分機501-503、505
苗栗縣政府社會局		037-559-964
台中市政府社會局		04-2228-9111分機37327
彰化縣政府社會處身心障礙福利科		04-7532367、04-7532310 04-7532369、04-7532362
南投縣社會局		049-2244210
雲林縣社會處		05-5522616
嘉義市社會處		05-2254321分機156、158
嘉義縣社會局		05-3620900分機2205
台南市政府社會局		06-2991111分機6532、6536
高雄市政府社會局		07-337-3390、07-337-3079
屏東縣政府社會處		08-7320415分機5371
基隆市社會處身心障礙福利科		02-2420-1122分機2231、2235、2236
宜蘭縣政府社會處		03-932-8822分機348、349、359
花蓮縣政府社會處		03-8227171分機382-384
台東縣政府社會處		089-340720分機103
金門縣社會處		082-322897
澎湖縣政府社會處		06-9274400分機247
連江縣衛生福利局		0836-25022

傷友相關社會資源

機關名稱	說明	聯絡方式
台北市脊髓損傷社會福利基金會	幫助傷友走出戶外、接觸人群，並鼓勵其發揮潛能、重回職場。	台北市大同區民權西路136號16樓之6 02-2557-9060 http://www.scif.org.tw
桃園市私立脊髓損傷潛能發展中心	協助生活重建訓練、社區居住自立生活，培訓電腦技能、協助居家就業。	桃園縣楊梅市高榮里快速路五段701號 03-490-9001 https://www.scsrc.org.tw/
台北市脊髓損傷者協會	協助傷友社會適應、生活自理訓練，辦理職業訓練、就業輔導。 台灣各縣市都有各自的脊髓損傷者協會。	臺北市萬華區貴陽街二段3-2號1樓 02-2382-2212 http://www.scitpe.org.tw
中華民國脊髓損傷者聯合會	提供諮詢與法律諮商，協助醫療轉介與就業輔導。	台北市大同區民權西路136號16樓之6 02-2332-8120 http://www.fsci.org.tw
中華民國家庭照顧者關懷總會	提供家庭照顧者傾聽及心理協談服務，辦理家庭照顧者關懷活動、支持團體及喘息服務，倡導家庭照顧者權益。	台北市中山區撫順街8號4樓之A 0800-507-272、02-2585-5171 https://www.familycare.org.tw
台灣長期照護專業協會	結合專業領域人員，促進台灣長期照護體系健全發展，提升個案服務品質，以及保障長期照護專業人員權益。	台北市大同區承德路二段46號3樓之3 02-2556-5880 http://www.ltcpa.org.tw
中華民國身心障礙聯盟	服務身心障礙者，建立國內身障團體聯繫、合作及服務資訊網絡。	台北市中山區南京西路9號6樓 02-2511-0836 https://www.enable.org.tw

機關名稱	說明	聯絡方式
伊甸社會福利基金會	日間照顧服務、家庭托顧服務、老人照顧、照顧者喘息與突發性送醫治療。	台北市文山區萬和街6號4樓 02-2230-7715 https://www.eden.org.tw
愛福家協會	台北市與新北市居家照顧服務、新北市居家喘息服務，照顧專業培訓與輔具諮詢規畫。	新北市板橋區文化路二段453號3樓 02-2250-0177 http://www.gottocare.org.tw
衛生福利部社會及家庭署輔具資源入口網	輔具補助與福利，輔具維修、借用與租賃，輔具廠商一覽，無障礙生活環境介紹。 各縣市也有各自的輔具資源中心，方便評估適合傷友的輔具。	台北市北投區石牌路二段322號B1（多功能輔具資源整合推廣中心） 02-2874-3415、02-2874-3416 https://newrepat.sfaa.gov.tw
復康巴士	提供身障朋友預約制專業接送，就業、就醫、上下班等。範圍包括台北市、新北市，惟早上10時前使用者上車地點須爲台北市境內。 台灣各縣市逐漸有類似的服務。	客服專線：02-40556789 語音訂車：02-21765165 https://40556789.taipei.gov.tw

鋼鐵人醫生：癱了下半身，我才真正站起來

作者	許超彥、黃述忱口述．萬年生執筆
圖片提供	許超彥、《商業周刊》程思迪
商周集團執行長	郭奕伶
視覺顧問	陳栩椿
商業周刊出版部	
出版部總編輯	余幸娟
責任編輯	羅秀如、錢滿姿
封面設計	黃聖文
內頁設計完稿	小題大作
出版發行	城邦文化事業股份有限公司-商業周刊
地址	115020 台北市南港區昆陽街16號6樓
	電話(02)2505-6789　傳真：(02)2503-6399
讀者服務專線	(02)2510-8888
商周集團網站服務信箱	mailbox@bwnet.com.tw
劃撥帳號	50003033
戶名	英屬蓋曼群島商家庭傳媒股份有限公司城邦分公司
網站	www.businessweekly.com.tw
製版印刷	中原造像股份有限公司
總經銷	聯合發行股份有限公司 電話：（02）2917-8022
初版 1 刷	2013年11月
二版18刷	2024年 7 月
定價	280元
ISBN	978-986-6032-43-1（平裝）

國家圖書館出版品預行編目資料

鋼鐵人醫生：癱了下半身，我才真正站起來/ 許超彥, 黃述忱口述；萬年生執筆. -- 初版. -- 臺北市：城邦商業周刊, 民102.11

面；　公分

ISBN 978-986-6032-43-1 (平裝)

1.許超彥 2.醫師 3.臺灣傳記 4.脊髓損傷

410.9933　　102020325

生命樹

Health is the greatest gift, contentment the greatest wealth.
~Gautama Buddha

健康是最大的利益，知足是最好的財富。——佛陀